医師の燃え尽き症候群

Physician Burnout

［編著］

牧石徹也
島根大学医学部 総合医療学講座

栗山 明
京都大学大学院医学研究科
初期診療・救急医学分野

鋪野紀好
千葉大学医学部附属病院 総合診療科

バーンアウト

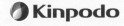

はじめに

　『西部戦線異状なし』という古い映画をご存じでしょうか．ドイツ人作家による同名のベストセラー小説を原作とし1930年に米国で製作され第3回アカデミー賞最優秀作品賞を受賞しています．1979年にはリメイク版が製作され，こちらも1980年のゴールデングローブ賞を受賞しているそうです．私は，確か小学生か中学生の頃，金曜ロードショーのような番組でリメイク版を家族と観た記憶があります．第一次世界大戦中，愛国論を語る老教師の言葉に感化され志願兵として入隊し，凄惨極まる西部戦線に送られたドイツ人の若者の目を通じて戦争の悲惨さを描いた作品です．

　この第一次世界大戦（1914〜1918年）の最中に発生したのが「スペイン風邪」（H1N1亜型インフルエンザ）です．1918年に突如出現し，瞬く間に全世界にパンデミックを引き起こしました．塹壕の中の兵士たちもその多くが感染し，命を落としました．第一次大戦では約1,000万人の戦死者が出たと推計されていますが，スペイン風邪はわずか3年で3,000万〜5,000万人もの命を奪ったと言われています．

　それから100年．2019年に中国の武漢で発生した新型コロナウイルス（SARS-CoV-2）はこれまでに6億人に感染し，600万人以上の命を奪い，そして今なおその収束は見通せません．日本語で「コロナ禍」と表現されるこのパンデミックは，医師にとってもまさに大きな「禍（わざわい）」となりました．自身や家族への感染リスクとそれに伴う自己隔離，またタクシーの乗車拒否や子息の通園拒否などに代表される地域住民からのスティグマ[注]は，医師に身体的・精神的に多大な傷跡を残しました．そして新型コロナウイルス以外にも，過重労働やdifficult patientへの対応など医師を取り巻く環境は常に過酷であり，誰がいつバーンアウトしてもおかしくない状況にあると言えます．

『西部戦線異状なし』のラストシーン．珍しく静かな雨上がりの戦場，塹壕で息を潜める主人公の近くに蝶が舞い降ります．それをスケッチしようと少し身を乗り出した主人公の頭部を敵狙撃兵の弾丸が貫きます．同日の軍司令部への報告，「西部戦線異状なし，報告すべき件なし」と打電されるところで映画は終わります．

　本書は米国内科学会（American College of Physicians：ACP）日本支部 Physicians' Well-Being Committee（PWC）の活動をもとに企画されました．執筆者の多くは PWC のメンバーですが，いくつかの項目については専門家の先生に執筆をいただきました．すべての執筆者は医療の現場に身を置く医師です．本書により「医師のバーンアウト」問題が広く社会に認識されること，そして本書のメッセージが，医療現場という名の塹壕の中で震えながら身を潜めている医師のもとに届き，彼ら彼女らがバーンアウトから立ちなおり，また，バーンアウトを防ぐきっかけになることが，執筆者全員の願いです．

2023年3月
執筆者を代表して　牧石徹也

注）スティグマ：ある人の持つ「病気」や「属性」，「特性」などが，「通常」の人々とは区別され，社会的にネガティブな特徴としてとらえられること．ある種の「社会的偏見」や「差別」．

本書の構成

　本書は，医師のバーンアウトについて，その症状はどのような
ものか，医師のバーンアウトの実態はどうか，リスク要因には何
があるのか，バーンアウトに陥らないためにできることは何かを
幅広く解説しています．

　第1章「医師のバーンアウト」では，バーンアウトの定義や国
内外の状況，また医師のバーンアウトが社会に与える影響につい
て取り上げています．

　第2章「バーンアウトのリスク」では，バーンアウトと裏表の
関係にあるwell-beingの決定要因について，様々な側面から解説し
ています．また，コロナ禍における医師のバーンアウトの実態に
ついても最新の知見を盛り込んでいます．

　第3章「バーンアウトに陥らないために」では，職場および個
人に求められることを解説し，そしてコーチングについても概説
しています．

　また，「コラム」では，医療現場でのストレスを軽減させるヒン
トを取り上げました．各章ともできるだけ項目を細分化していま
すので，どこから読んでもご理解いただける構成となっています．

目次

第 2 章 バーンアウトのリスク

執筆者一覧 （五十音順）

● 編集者

牧石徹也	島根大学医学部 総合医療学講座
栗山 明	京都大学大学院医学研究科 初期診療・救急医学分野
鋪野紀好	千葉大学医学部附属病院 総合診療科／ 千葉大学大学院医学研究院 地域医療教育学

● 執筆者

泉谷昌志	東京大学大学院医学系研究科 医学教育国際研究センター （医学教育学部門）
市橋香代	東京大学医学部附属病院 精神神経科
大武陽一	たけお内科クリニック からだと心の診療所
川嶋乃里子	かわしま神経内科クリニック
佐土原道人	熊本大学病院 地域医療・総合診療実践学寄附講座
鋪野紀好	千葉大学医学部附属病院 総合診療科
西村義人	ハワイ大学 内科／University of Hawaii
野中沙織	地域医療振興協会 台東区立台東病院 総合診療科
長崎一哉	水戸協同病院 総合診療科
牧石徹也	島根大学医学部 総合医療学講座
松尾貴公	The University of Texas Health Science Center at Houston／ MD Anderson Cancer Center 感染症科
森谷 満	北海道医療大学病院 内科・心療内科

序章　Be a well-being champion

　最近，私には気になる後輩（A先生）がいる.

　A先生は専攻医1年目，初期研修を他院で修了し，数か月前に当院にやってきた. 4月はやる気に満ち溢れ，少しおっちょこちょいなところもあるが，持ち前のコミュニケーション力の高さで同僚たちからも受け入れられていた. 駆け出しということもあって，臨床知識の偏りはありながらも，当院でもうまくやっているように見える.

　ただ，どうも最近A先生の様子が少しおかしい. 帰宅が遅いし，顔が疲れている気がする.「最近どうなの？　なんか，帰り遅くない？」と気になって声をかけてみた.

　しかし，A先生には「仕事遅いから仕方ないですよー」とその日は話を流された.

＊＊＊

　一方，A先生の心の中では，（なんか最近疲れが取れないんだよな……. 効率が悪いのはわかっているんだけど……）と，自分の不調に気づいていた（①）.

　しかし同時に（でも，入院時サマリーを作っておかないと，何かあったら当直の先生に迷惑がかかるし. このあと，紹介状も書かないと，明日はメディカルソーシャルワーカーのBさんに転院調整をお願いしなければいけないし……）と，医療者にありがちな，他人を優先する，ある種のお人好しな気質を発揮していた.

＊＊＊

　やがてA先生は，朝の出勤がギリギリになって，プレラウンドをすっぽかすようになり，仲の良い看護師さんからも「先生大丈夫？　なんか疲れてない？」と指摘されるようになってきた.

　そんな中，A先生について，外来の看護師さんから気になる話を耳にした.

　ある日の外来のこと，いわゆる「不定愁訴」と呼ばれる様々な症状をすべて，ある医療機関で受けた治療のせいにする患者がやって来た. 普段のA先生なら，なんだかんだ言いながらじっと話を聴き，それなりにうまく対処するはずだが，どうもその日はうまくいかなかったらしい. うわの空で話を聞いていたかと思えば，話を遮り，そしてとうとう，とめどなく話す患者に「わかりましたから，本日はお帰りください」と冷たい一

言を言い放った（**2**）とのこと．看護師さんは「A先生，珍しいですよね……．まぁ，無理もないとは思ったんだけど，私もうまく助けに入れなくて」と話してくれた．

その数日後，A先生が欠勤した．片頭痛らしい．翌日には，元通りの勤務に戻っていたが，病棟で見かけるA先生は，やはり顔色が悪かった．休んでしまったことで余計焦っているのだろうか，A先生は「休んじゃった分，頑張らなきゃ．ほら私，仕事遅いですし」と，また自虐的な一言を発していた（**3**）．

いよいよ心配になった私は，「A先生，最近変な気がするんですよね．疲れているし，ちょっと怒りっぽいようで．前より仕事遅くなっていますし……．そんな感じの先生じゃないと思うんですけど」と，チームリーダーの上級医に話をしてみた．上級医も「やっぱり変だよな．少し休ませるか．ちょっとカバーしてあげて」と言って，A先生の新規の入院患者割当を少しずつ減らし，当直回数も減らし，「早く帰れよ」と声をかけるようになった．
またその頃は，新型コロナウイルスの流行期と重なり，当院でもコロナ病床を拡大することとなった．一般病床は逼迫し，新規の入院患者が入らなくなった．結果的に，それまでと比較すれば少しゆとりのある診療となったことも，A先生にとっては功を奏した．1，2か月すると徐々にA先生らしさを取り戻してきた．上級医はA先生への患者割当を戻し，休職までは至らずにA先生のバーンアウトは終わった．

この例を振り返ってみよう．バーンアウトを定義する「**1** 情緒的消耗感」「**2** 脱人格化」「**3** 個人的達成感の低下」，すべてが揃っている．頼りになる先輩・上級医が上手に介入し，大事に至らずに済んだラッキーな例だ．

最近，あなたの周りには，こんな人はいないだろうか？　あるいは，あなた自身はどうだろうか？

- どこか疲れた雰囲気がある
- 患者さんに対していつもより冷たい（性格が変わった気がする）
- 自虐的なネガティブ発言が多い（個人的達成感が下がっている感じがする）

本書は，そんな人を支える人や，自分自身がバーンアウトしているかもしれない人，そして職場のバーンアウトを防ごうと思っている人のための本である．

（野中沙織）

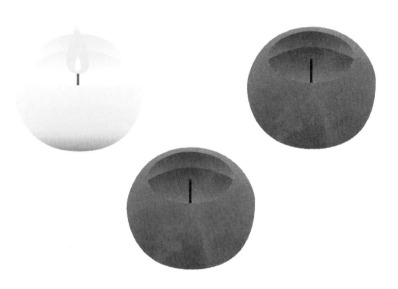

第 **1** 章

医師のバーンアウト

1 バーンアウトとは何か?

1) バーンアウトの定義

> **ポイント**
>
> ▶ バーンアウトは過度なストレスによる情緒的な消耗が原因となって起こる労働意欲の喪失である.
>
> ▶ 『Maslach Burnout Inventory』が最も頻用されるバーンアウト尺度で，情緒的消耗感 (emotional exhaustion：EE)・脱人格化 (depersonalization：DP)・個人的達成感 (personal accomplishment：PA) の3領域からなる.
>
> ▶ COVID-19パンデミックによってバーンアウトに陥っている医療者が増加しており，その定義を正しく理解することの重要性が高まっている.

◉ バーンアウトの歴史と概念

　バーンアウト (燃え尽き症候群) は世界保健機関 (World Health Organization：WHO) によって「エネルギーの枯渇・疲労感，仕事への精神的忌避，職業関連の陰性・皮肉的感情，および仕事の能率低下 (feelings of energy depletion or exhaustion; increased mental distance from one's job, or feelings of negativism or cynicism related to one's job; and reduced professional efficacy)」と定義されています[1]．これだけだとわかりにくいので簡単に言えば，**「慢性的かつ過度なストレスによって情緒的に消耗した結果，身体的疲労および感情の枯渇をきたし労働意欲を失った状態」**と表現できます．これは新型コロナウイルス感染症 (COVID-19) パンデミックによって皮肉にも知名度が上がった概念で，2022年4月現在も続くCOVID-19パンデミックによって，過重労働を強いられる医療者の数が増加し，それに伴って「バーンアウトによって医師，看護師が離職」といったエピソードを耳

にすることが多くなりました[2]．また，文献データベースである「Pubmed」で"burnout"
と検索するとヒットする文献数は1967年から2019年の間で約16,000件である一方，
2020年以降に出版された文献数は2022年4月末の時点で約7,000件にも上り，文献報
告の量から見てもバーンアウトへの注目度が上がっていることは明らかです．

　バーンアウトという言葉を学術的に初めて使用したのは米国の心理学者である
Freudenbergerで，1974年に薬物中毒者を対象とした無料診療所で勤務するボランティ
アスタッフが激務にて疲弊し，頭痛などの身体症状をきたし，感情的になっていき，
さらに職場で孤立していく有り様を「バーンアウト」と表現し論文化しました[3]．興
味深いのは，著者のFreudenbergerもバーンアウトに陥った当事者であったというこ
とです．バーンアウトの概念を確立させたのは同じく心理学者でカリフォルニア大
学バークレー校名誉教授である**Maslach**で，最も頻用されているバーンアウト尺度
である『**Maslach Burnout Inventory**（MBI）』〔詳細は2）「バーンアウトの症状」（→P.8）を
参照〕を1981年に提唱しました[4]．**MBIはバーンアウトを　表1-1　の3つの領域で包
括的に評価することを目的としたもので，EEがバーンアウトの主領域**と言えます[5]．

表1-1　Maslach Burnout Inventory（MBI）のバーンアウト

情緒的消耗感（EE）	情緒的に力を出し尽くし，精神的なエネルギーが消耗してしまった状態
脱人格化（DP）	サービスを受ける側（医療においては患者）に対する陰性感情や行動．ヒトをモノとして扱う傾向
個人的達成感（PA）	仕事に関わる達成感．低いほどバーンアウトの傾向ありとされる

◯ バーンアウトの分類

　2022年4月の時点で，バーンアウトは独立した精神疾患として認められてはおら
ず，職業上起こる状態と規定されています．『国際疾病分類第10版（International Statistical
Classification of Diseases and Related Health Problems 10th revision：ICD-10）』では「非医学的な生活
管理における問題」の下位概念（Z73.0）と記載されているに過ぎず，『精神障害の診
断・統計マニュアル第5版（Diagnostic and Statistical Manual of Mental Disorders 5 th edition：
DSM-5 ）』ではバーンアウトの記載自体ありませんでした．一方，最新版の『国際
疾病分類第11版（ICD-11）』では「雇用及び非雇用に関連する問題」の一つとして評

価されることとなりました[1]．特に対人援助職，医療サービス職で起こりやすい問題とされています．国際的な疾患分類においても，バーンアウトの認知度は年々向上していると言えるでしょう．

バーンアウトとうつ病は混同されがちです．バーンアウトは，心理学分野から生まれた職業上のストレスで生じる情緒的消耗を主因とした症候群です．一方，うつ病は，精神医学分野から生まれた気分の落ち込みなどを主症状とする明確な診断基準が定められた単位です．そのため，その点は明確に区別される必要があります．もちろん両者が併存することもあり，場合によってはバーンアウトとうつ，両者のスクリーニングを同時に行うことも重要です[6]．

◯ 我が国におけるバーンアウトのとらえ方

我が国においてバーンアウトが注目され始めたのは，米国よりやや遅れた1990年代のことで，当初は看護師や教員を対象とした研究が中心でした[7]．医師は社会的地位や収入の高さからバーンアウトしにくい職種とされていましたが，求められる医療の多様化や医師―患者関係の変化などの時代の変化に従い，2010年代になってから医師のバーンアウトが注目されるようになっています．**医師のバーンアウトは個人の問題に留まらず，診療エラーの増加や患者満足度の低下といった医療の質に関する悪影響をもたらす**ことが明らかとなってきています．今を生きる医療者として，バーンアウトの症状，尺度，そしてその転帰を知ることの重要性は増す一方と言えます．

◯ バーンアウトの科学と現実

「バーンアウトは，どのようにすれば防げるのか？」という疑問について，現在のところ唯一解は存在しません〔詳細は第3章「バーンアウトに陥らないために」（→P.101）を参照〕．また，「なぜバーンアウトするのか？」という単純に見える疑問についても唯一解は存在しません．バーンアウトするかどうかは，個人のストレス耐性やレジリエンスといった個人の要因のみでなく，組織や所属集団の生産性やレジリエンスにも大きく左右される複雑な問題だからです〔2〕「レジリエンスとSense of Coherence（SOC）」（→P.121）を参照．Maslachはその著書において「The twin goals of preventing burnout and building engagement are possible and necessary in today's working world. These goals cannot be easily achieved by an individual. Rather, people have to work together to make them happen（バーンアウト予防とワークエンゲージメントは現代の職業環境において重要かつ実現可能な二大目標である．一個人の努力によってその目標は容易には実現できず，組織として努力しなければならない）」と1990年代の時点で述べていますが，どうしても個人の要因ばかりが注目されがちです[8]．**バーンアウトは個人の要因のみでなく，職場環境との相互作用の結果である**ことを大まかに理解いただいた上で，本書を読み解いていってください．

引用・参考文献

1) Valeras AS. Healthcare provider burn-out: A war with uncertainty. Fam Syst Health. 2020; 38: 96-98.
2) Duong D. COVID-19: severe resource crisis in hospitals. CMAJ. 2022; 194: E131.
3) Freudenberger, HJ. Staff Burn-Out. J Soc Issues.1974; 30: 159-165.
4) Maslach C, et al. The measurement of experienced burnout. J Organiz Behav. 1981; 2: 99-113.
5) Wheeler DL, et al. A Reliability Generalization Meta-Analysis of Coefficient Alpha for the Maslach Burnout Inventory. Educ Psychol Meas. 2011; 71: 231-244.
6) Koutsimani P, et al. The Relationship Between Burnout, Depression, and Anxiety: A Systematic Review and Meta-Analysis. Front Psychol. 2019; 10: 284.
7) 久保真人．バーンアウト（燃え尽き症候群）：ヒューマンサービス職のストレス．日本労働研究雑誌．2007；558：54-64.
8) Maslach C, et al. The Truth About Burnout: How Organizations Cause Personal Stress and What to Do About It. Jossey-Bass, 1997. p.127.

（西村義人）

2) バーンアウトの症状

ポイント

▶ バーンアウトの症状は多岐にわたり，特に医師の健康への悪影響と診療の質の低下が懸念される.

▶ 主に海外の研究報告によると，抑うつ傾向および希死念慮，アルコール乱用のリスク増などが認められた.

▶ 『Maslach Burnout Inventory (MBI)』や『Mini Z』がバーンアウトの尺度として主に用いられている.

○ バーンアウトと医師の健康

バーンアウトが昨今ここまで注目されている理由は，その負の影響が多岐にわたるから，ということに他なりません[1]．医療者個人の健康に対する悪影響，患者ケアへの悪影響，そしてシステムレベルの問題に大別されますが〔詳細は❸「医師のバーンアウトがもたらすもの」(→P.28) を参照〕，ここでは医師個人に起こる悪影響に注目していきます．

様々な症状がある中で重要視されるのは，まず「**抑うつ傾向**」や「**希死念慮**」が挙げられます．先述の通りバーンアウトとうつはオーバーラップしつつも異なる概念です[2]．バーンアウトしている医師で，高い抑うつ傾向や希死念慮 (非バーンアウト群の約2倍) が認められたとの報告は，国内外から多数存在します[3,4]．他，バーンアウトしていた医師はそうでない医師と比べ25%もアルコール乱用に陥りやすいとする米国外科医を対象とした研究報告[5]，交通事故リスクも増加したとするレジデントを対象とした研究報告[6] などがあり，命に関わるレベルでの悪影響が懸念されています **図1-1**．

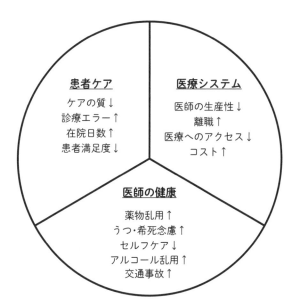

図 1 - 1　バーンアウトのもたらす負の影響
West CPら[1)] より一部改変

◎ COVID-19パンデミックとバーンアウト

　COVID-19パンデミックによって，皮肉にも医療者のバーンアウトが注目されることになりました．パンデミック下では医療者は平時以上に様々なストレス因子にさらされるため，バーンアウトのリスクが2倍近く増加する可能性が示唆されています[7-10)]．要因としては，COVID-19患者との接触，パンデミックに伴う労働時間の増加，自身がCOVID-19に感染すること，患者・家族からのハラスメントが報告されており[7-11)]，パンデミックは2022年5月の時点で現在進行形であることから，さらなるエビデンスの集積が待たれます．

◎ バーンアウトの尺度

　バーンアウトの尺度は複数存在しており，代表的なものとして『**Maslach Burnout Inventory（MBI）**』『**Mini Z**』『Copenhagen Burnout Inventory』『Hamburg Burnout Inventory』などがあります．中でも多用されているのがMBIと近年開発されたMini

Zでしょう．MBIのアンケートは対象によって細かく細分化されており，職業を問わず一般に用いられる General Survey（GS，16項目），医療者など対人援助職を対象としたHuman Services Survey（HSS，22項目），教育関係者用の Educators Survey（ES，22項目）などが存在します[12]．医療者対象のアンケートにおいてはMBI-HSSが主に用いられており，日本語版も存在します（なお，MBIの版権はMind Garden社が有しており，ライセンス料金の支払いが必要です）[13]．

　しかし，MBIを用いたバーンアウトの評価には落とし穴も存在します．情緒的消耗感（EE）・脱人格化（DP）・個人的達成感（PA）の3領域に細分化してバーンアウトを定量的に評価できる一方，実はMBIには「この点数以上がバーンアウト」という基準は存在しません．EE≧27，DP≧10が複数の論文によって用いられているバーンアウトの基準ではあるのですが，しようと思えば研究者によって恣意的にバーンアウト率を調整できてしまう，という欠点があります[14]．また，MBI-HSSでは質問が22個もあるため，回答率が低くなりやすいという問題もあります．

　Mini Zは，米国医師会（American Medical Association：AMA）のチーム主導で開発された10個の質問からなる医師の well-being を測定する指標で，ACP日本支部の Physician Well-being Committee（PWC）によって第2版の日本語版が作成されています **表1-1**（P.5）[15,16]．その中でも質問2「Using your own definition of "burnout," please choose one of the numbers below」が単問でMBI-HSSのEEと相関があることが示されており[17]，質問が医師の職務に沿っていること，質問数が少ないことから，回答率の向上が期待できるといった利点があります．**表1-2** を用いて，ぜひMini Zでご自身のバーンアウト度をチェックしてみませんか？

表 1 - 2 Mini Z 2.0 日本語版[15, 16]

以下の各質問に対してあなたの状態や考えに最も合うものを一つ選んでください	
問1．全体として，私は今の仕事に満足している	（5）強くそう思う （4）そう思う （3）どちらともいえない （2）そうは思わない （1）全くそうは思わない
問2．あなた自身の"バーンアウト"の定義に基づき，次の内最も当てはまるもの一つを選んでください*	（5）仕事が楽しい．これまでバーンアウトの症状を感じたことはない （4）ストレスは感じる．常に活力に満ちているわけではないが，バーンアウトの症状を感じたことはない （3）バーンアウトし始めていて，バーンアウトの症状が一つ以上ある（例：情緒的消耗感） （2）バーンアウトの症状が常にある．仕事上のストレスについて考えることが多い （1）完全にバーンアウトしたと感じる．何かしらの助けが必要かもしれない状態にいる
問3．私の医師としての職業的価値観は臨床業務の上司と一致している	（5）強くそう思う （4）そう思う （3）どちらともいえない （2）そうは思わない （1）全くそうは思わない
問4．あなたの所属する医療チームはどの程度うまく連携して患者の治療に当たることができていますか？	（5）理想的である （4）十分である （3）まずまずである （2）最低限である （1）不十分である
問5．あなたはどの程度自分自身で自分の仕事量を調整することができますか？	（5）理想的である （4）十分である （3）まずまずである （2）最低限である （1）不十分である

（前ページからの続き）

問6. 仕事に非常に強いストレスを感じている．または感じたことがある	（5）全くそうは思わない （4）そうは思わない （3）どちらともいえない （2）そう思う （1）強くそう思う
問7. 勤務時間内に電子カルテ（または紙カルテ）を記載する時間は十分ありますか？	（5）理想的である （4）ある程度充分にある （3）ある （2）ギリギリである （1）不充分である
問8. 勤務時間外に電子カルテ（または紙カルテ）を記載しなければならない時間はありますか？	（5）ほとんどない．または，ない （4）たまにある （3）多くはない （2）多い （1）非常に多い
問9. 電子カルテシステムをストレスに感じる	（5）全くそうは思わない （4）そうは思わない （3）どちらともいえない （2）そう思う （1）強くそう思う
問10. あなたの主たる職場の雰囲気を最もよく表している言葉は？	（5）落ち着いている （4）ある程度落ち着いている （3）忙しいが，職務上理解できる程度 （2）忙しさのために幾分混乱している （1）非常に忙しく常に混乱している
問11. あなたのストレスについてより詳しく教えて下さい．また，それらストレスを最小限にするために私たちにできることがあれば詳しく教えてください（任意）	

＊問2で（1）〜（3）を選択した場合は，バーンアウトです．特に，（1），（2）を選んだ方は，何らかの援助を求めることを検討してください（例：心療内科や精神科への受診，自院の産業医への相談など）.

引用・参考文献

1） West CP, et al. Physician burnout: contributors, consequences and solutions. J Intern Med. 2018; 283: 516-529.
2） Meier ST, et al. Meta-regression analyses of relationships between burnout and depression with sampling and measurement methodological moderators. J Occup Health Psychol. 2022; 27: 195-206.
3） van der Heijden F, et al. Suicidal thoughts among medical residents with burnout. Arch Suicide Res. 2008; 12: 344-346.
4） Nishimura Y, et al. Factors related to burnout in resident physicians in Japan. Int J Med Educ. 2019; 10: 129-135.
5） Oreskovich MR, et al. Prevalence of alcohol use disorders among American surgeons. Arch Surg. 2012; 147: 168-174.
6） West CP, et al. Association of resident fatigue and distress with occupational blood and body fluid exposures and motor vehicle incidents. Mayo Clin Proc 2012; 87: 1138-1144.
7） Macía-Rodríguez C, et al. Burn-out syndrome in Spanish internists during the COVID-19 outbreak and associated factors: a cross-sectional survey. BMJ Open. 2021; 11: e042966.
8） Forrest CB, et al. Impact of the Early Phase of the COVID-19 Pandemic on US Healthcare Workers: Results from the HERO Registry. J Gen Intern Med. 2021; 36: 1319-1326.
9） Matsuo T, et al. Prevalence of Health Care Worker Burnout During the Coronavirus Disease 2019 (COVID-19) Pandemic in Japan. JAMA Netw Open. 2020; 3: e2017271.
10） Nishimura Y, et al. Burnout of Healthcare Workers amid the COVID-19 Pandemic: A Japanese Cross-Sectional Survey. Int J Environ Res Public Health. 2021; 18: 2434.
11） Buran F, et al. Burnout among physicians working in a pandemic hospital during the COVID-19 pandemic. Leg Med (Tokyo). 2021; 51:101881.
12） Maslach C, et al. Maslach Burnout Inventory™ Manual 4th Edition. https://www.mindgarden.com/maslach-burnout-inventory-mbi/685-mbi-manual.html（Accessed Feb 14, 2023）
13） 奥村太一，他．日本版MBI-ESの作成と信頼性・妥当性の検証．心理学研究．2015；86：323-332.
14） Rotenstein LS, et al. Prevalence of Burnout Among Physicians: A Systematic Review. JAMA. 2018; 320: 1131-1150.
15） Nagasaki K, et al. Translation, Cultural Adaptation, and Validation of the Mini-Z 2.0 Survey among Japanese Physicians and Residents. Intern Med. 2021; 60: 2405-2411.
16） Olson K, et al. Cross-sectional survey of workplace stressors associated with physician burnout measured by the Mini-Z and the Maslach Burnout Inventory. Stress Health. 2019; 35: 157-175.
17） Rohland BM, et al. Validation of a single-item measure of burnout against the Maslach Burnout Inventory among physicians. Stress Health. 2004; 20: 75-79.

（西村義人）

2 データで見る医師のバーンアウトの実態

1) バーンアウトの疫学

> **ポイント**
> - ▶ 医師のバーンアウトの有病率は対象集団によって異なるが，概ね30〜50%程度との報告が多い．
> - ▶ General Practitioner（GP，家庭医・総合医），外科系医師，女性医師，研修医などは特にバーンアウトの有病率が高いとされている．
> - ▶ 長時間労働や経験年数（少ないほどバーンアウトしやすい）もバーンアウトと関連があるとされるが，さらなる検証が必要．

◯ 医師はどれくらいバーンアウトしているのか？

　医師のバーンアウトの有病率は専門科，性別，経験年数などによって大きく異なりますが，日本国内のデータは少なく有病率の報告は主に諸外国の研究データによります．主にGeneral Practitioner（GP，家庭医・総合医），外科系医師，女性医師，研修医，長時間労働を余儀なくされている医師などで特にバーンアウトの頻度が高いとされています．本項では，国内外の主要データからバーンアウトの有病率や特徴を紐解いていきましょう．

◯ 医師の2人に1人がバーンアウト!?

　COVID-19の影響もありバーンアウトに関する大小様々な研究が全世界で行われるようになりました．その結果，「医師はこのくらいバーンアウトしている」と一般化して述べるのが非常に困難になっています．そこで，過去に行われた大規模な質

の高い系統的レビューに注目してみましょう 表1-3 (P.16).

医師のバーンアウト

2018年に米国医師会雑誌 (Journal of American Medical Association：JAMA) に発表された医師のバーンアウトの有病率に関する系統的レビューでは、20か国からの45の大規模研究 (対象者300人以上) の統合解析を行った結果、65,327名中**67.0%がバーンアウトしていたという**結果が得られています (我が国からの研究は3つです. 後述します)[1]. 本レビューでは解析対象とした研究ごとに研究方法が大きく異なっていたため、リスクファクターの検索などは断念されています. また、バーンアウトの尺度も様々なものが使用されており、明確なカットオフがある統一尺度の開発が望ましいところでしょう.

研修医のバーンアウト

海外の卒後研修中の医師のバーンアウトに関する系統的レビューは複数存在し、代表的なものを2つ紹介します.

2020年に発表された系統的レビュー (対象は48の研究から36,226名) では、**過重労働・劣悪な職場環境やワークライフバランス、女性、金銭的な悩みなどが、バーンアウトのリスク**とされました[2].

次に、2021年に発表された報告 (対象は47か国114の研究から31,210名) によるとバーンアウト率は47.3%と高率で、バーンアウトの認知度は上昇傾向にあるにもかかわらず、過去20年間で研修医のバーンアウト率は残念ながら変わっていなかったとされています[3]. 内科系・外科系でバーンアウト率は同等でした.

GPのバーンアウト

GPを対象としたものでは、22,177名を含む29か国からの60の研究を組み入れた系統的レビューがあり、バーンアウトの有病率は6〜33%とされています[4]. ここでも、研究間のばらつきが大きな問題とされました.

その他

耳鼻咽喉科・頭頸部外科を中心に外科系のレジデントのバーンアウト頻度を対象とした研究では、耳鼻咽喉科・頭頸部外科レジデントで35〜86%、形成外科で58〜66%、脳神経外科で11〜67%、泌尿器科で38〜68%、整形外科で31〜56%と、非常に

高率でバーンアウトが認められていたという結果が得られています[5].

　卒後2年目でバーンアウト率は最も高く，研修プログラムからのサポートの有無・長時間労働（週80時間以上）・自主性（自分にどこまで決定権があるかどうか）などがバーンアウトと関連する要因とされました.

　一方，我が国と諸外国では研修のシステムが異なることから（米国では卒後すぐに専門研修に進み，専門によってレジデントの年数もまちまち），結果の解釈には注意が必要です.

　精神科医を対象とした36研究5,481名を含んだ系統的レビューでは，25.9%がバーンアウトしていたとされ，データの地域差も問題とされました（欧州の精神科医で情緒的消耗感が低い）[6].

表1-3　**主要なバーンアウト関連の研究**

主要な系統的レビュー					
著者	発表年	対象	n	バーンアウト率	特徴
Rotenstein ら[1]	2018	医師全般	109,628名 (182の研究)	67.0%	● 研究間の異質性が高くリスクファクターの記載なし ● バーンアウトの尺度は研究によってまちまち
Zhou ら[2]	2020	トレーニー （年齢中央値29歳）	36,226名 (48の研究)	全体の バーンアウト率 の報告なし	● バーンアウトのリスクファクター＝過重労働・劣悪な職場環境・ワークライフバランス・女性・金銭面での不安

Naji ら[3]	2021	トレーニー	31,120名 (114の研究)	47.3% (北米では51.2%)	● バーンアウト率には地域差あり；北米とアフリカで高い ● 研究間の異質性高くリスクファクターについては記載のみ
Karuna ら[4]	2022	GP	22,177名 (60の研究)	6～33%	● 日本の研究は含まれていない
Shah ら[5]	2022	外科系 レジデント		● 耳鼻咽喉科・頭頸部外35～86% ● 形成外科58～66% ● 脳神経外科11～67% ● 泌尿器科38～68% ● 整形外科で31～56%	● バーンアウトのリスクファクター＝長時間労働（週80時間超），研修プログラムのサポート，レジデントの自主性 ● メンターシップ制度がバーンアウト率低下に貢献
Bykov ら[6]	2022	精神科医	5,481名 (36の研究)	25.9%	● バーンアウト率には地域差あり（欧州で低い）

国内のデータ

　日本発の医師対象のバーンアウト研究は諸外国と比較すると多くはありませんが，それでも2000年代以降から複数発表されています．腫瘍内科・緩和ケア医1,436名を対象としてMBIを施行した研究では，22%で情緒的消耗感を，11%で脱人格化を，そして62%で個人的達成感の低下を認めたとされました[7]．

　また，旭川医科大学で実施されたアンケート調査では，回答者488名中22.1%がバーンアウトしており，休日が多く卒後年数が長いほどバーンアウトしにくいという結果が得られています[8]．

そして，最も大規模なものとしては，2011年に脳卒中診療に関わる専門医2,564名を対象としてMBIを実施し（J-ASPECT試験），41.1%がバーンアウトしていたと報告され，こちらでも長時間労働がバーンアウトのリスク要因とされました[9]．

　バーンアウトの疫学についてのエッセンスを 図1-2 にまとめています．バーンアウトの研究は単発の横断研究が多いため異質性が高く，すなわち研究ごとに研究方法が大きく異なるために，因果関係やリスク要因を示すだけのエビデンスが未だ乏しいのが現状です．一方，多くの研究で一貫して20〜50%の医師，すなわち**2〜5人に1人がバーンアウト**していたという結果が得られているのは驚くべきことではないでしょうか？「あなたも，あなたの同僚・上司・後輩も知らないうちにバーンアウトしているかもしれない」という視点が，現代を生き抜く医師として重要と思います．次項では，国内の研究成果を中心に，最近のバーンアウト研究事情を見ていきます．

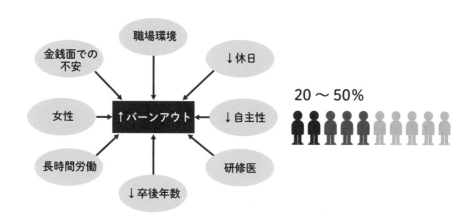

図1-2　バーンアウトの頻度とリスク

引用・参考文献

1) Rotenstein LS, et al. Prevalence of Burnout Among Physicians: A Systematic Review. JAMA. 2018; 320: 1131-1150.
2) Zhou AY, et al. Factors Associated With Burnout and Stress in Trainee Physicians: A Systematic Review and Meta-analysis. JAMA Netw Open. 2020; 3: e2013761.
3) Naji L, et al. Global prevalence of burnout among postgraduate medical trainees: a systematic review and meta-regression. CMAJ Open. 2021; 9: E189-E200.
4) Karuna C, et al. Prevalence of burnout among GPs: a systematic review and meta-analysis. Br J Gen Pract. 2022; 72: e316-e324.
5) Shah HP, et al. Resident Burnout and Well-being in Otolaryngology and Other Surgical Specialties: Strategies for Change. Otolaryngol Head Neck Surg. 2022: 1945998221076482.
6) Bykov KV, et al. Prevalence of burnout among psychiatrists: A systematic review and meta-analysis. J Affect Disord. 2022; 308: 47-64.
7) Asai M, et al. Burnout and psychiatric morbidity among physicians engaged in end-of-life care for cancer patients: a cross-sectional nationwide survey in Japan. 2007; 16: 421-428.
8) Saijo Y, et al. Effects of work burden, job strain and support on depressive symptoms and burnout among Japanese physicians. Int J Occup Med Environ Health. 2014; 27: 980-992.
9) Nishimura K, et al. Cross-sectional survey of workload and burnout among Japanese physicians working in stroke care: the nationwide survey of acute stroke care capacity for proper designation of comprehensive stroke center in Japan (J-ASPECT) study. Circ Cardiovasc Qual Outcomes. 2014; 7: 414-422.

（西村義人）

2）国内外の状況

ポイント
- ▶ バーンアウトの研究は海外発のものが主だが，COVID-19パンデミックを契機に我が国でも研究が盛んになってきている．
- ▶ 単にバーンアウトの有病率を報告するだけの研究から，近年は具体的な介入方法の模索する方向へ研究デザインも変化してきている．
- ▶ 個人の要因に加え，職場環境やリーダーシップがバーンアウトに及ぼす影響に注目が集まっている．

◯ 研究のトピックの変遷

　2000年代初頭までは，バーンアウトの有病率を層別化して報告する，リスク要因を同定する，といった研究が主流でした．その一方で，バーンアウトに対して，どのように対応するか？　といった点は軽視されていました〔詳細は第3章「バーンアウトに陥らないために」（→P.101）を参照〕．

　2010年代になり，米国のメイヨークリニックで長年医師のウェルネスに取り組んできたShanafeltら（2022年4月の時点ではスタンフォード大学在籍）が組織・リーダーシップがバーンアウトにもたらす影響を大きく取り上げて以降[1-3]，個人および組織として取り組むバーンアウト対策が研究トピックの主流となってきています．本項では，最近の主要な国外のバーンアウト研究をご紹介します．

◯ 社会的孤立とワークライフインテグレーション

　米国では「**バーンアウトは個人の努力のみで抗うべきものではなく職場単位で取り組むべき課題**」という考えが認知されてきています．先述のShanafeltらは，バーンアウトと対応する概念である**ワークエンゲージメント**（仕事に対して充実して向き合える心理状態）〔詳細は1）「ワークエンゲージメントの重要性」（→P.102）を参照〕を図式化しました．そこには，個人・職場（例えば，個人の所属する診療科）・組織（病院など）・国や自治体単位で，**バーンアウト・ワークエンゲージメントに関連する7つの要素が最適化**

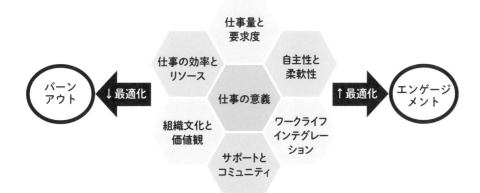

図1-3　バーンアウトとエンゲージメント
上記7つの要素がバーンアウト・ワークエンゲージメントに深く関与しており，個人・職場・組織・国／自治体のレベルでこれらが最適化されるかどうかが重要としています．
Shanafeltら[1]より改変

されているほど人はバーンアウトしにくい，としました 図1-3 [1]．この点は，現在に至るまでバーンアウト対策の根幹となっている部分であり，「バーンアウトしたことを個人の責任として押し付けない」ために非常に重要です．

　また，人と人のつながりが重要であることを示す研究も増えてきました．米国のレジデントおよびフェロー（レジデンシーを終えて，サブスペシャリティ研修を行っている医師）762名を対象とした研究結果が2022年4月に発表されました．そこには，レジデントやフェローを具体的に支援するサポート体制があるプログラムに所属している人ほどバーンアウト率は低く，社会的孤立のスコアが高い人ほどバーンアウト率が高いことが示されています[4]．COVID-19パンデミック下で人と人のつながりが希薄になった今，個人がレジリエンスを高める努力をしていく一方で，雇用主や指導医はどのようにして研修中の医師を支援するかを具体的に提示する必要に迫られていると言えます．

● 我が国におけるバーンアウトの研究成果

前項の「バーンアウトの疫学」で説明した通り，日本発のバーンアウトの研究は少ないものの近年増えつつあります（**表1-3**／P.16）．

2016年，宮崎大学の初期研修医89名を対象とした縦断研究の結果が発表されました．そこには，23.5%がバーンアウトを経験しており，協調性が高かった者ほどバーンアウトしやすかった，と報告されました[5]．

また，研修医対象としては，その後2019年に岡山大学の初期研修医76名を対象とした研究があります．そこには，18〜33%がバーンアウトしており，勤務時間とバーンアウトには相関は見られませんでした[6]．当時は「医師の働き方改革」の重要性が取り上げられ始めた時期であり，勤務時間制限が特に注目されていましたが，**図1-3**（P.21）で記されているような仕事量以外の個人・職場要因にも視点を広げるよう警鐘を鳴らした研究となっています．

2021年には日本全国の初期研修医を対象とした横断研究の結果が発表され，回答率が12.7%と低率であったものの604名中28%がバーンアウトしており[7]，これらの研究の結果から，我が国の初期研修医におけるバーンアウト率はおよそ20〜30%前後であろうと言われています．

日本神経学会からは岐阜大学の下畑享良先生主導でCOVID-19パンデミック前に日本神経学会員に対して，日本版バーンアウト尺度（バーンアウトのカットオフ値なし）を実施した研究成果が報告されており，労働時間や仕事を有意義と感じられないことなどがバーンアウトと関連していました[8]．このことも，タスクシフトや職場としての組織改革の重要性を示す一例と言えます．

その後，COVID-19を契機に複数の研究成果が報告されました．ACP日本支部PWCのメンバーである松尾貴公先生主導の研究が皮切りとなり，日本でCOVID-19パンデミックが始まった2020年4月に聖路加国際病院でアンケート調査を行いました．そこには，医師の13.4%（看護師では46.8%）がバーンアウトしていたこと，女性・職務経験年数が短い・若年であることがバーンアウトと関連する要因と報告されました[9]．

また2020年末の岡山大学のデータで，COVID-19患者のケアに従事した医療者では50%がバーンアウトしていたという報告もあり，パンデミック下におけるバーン

アウト対策の重要性が示唆される結果となっています[10].

　その後も聖路加国際病院職員におけるCOVID-19パンデミック下のバーンアウトの頻度に関する研究は継続され，続報も発表されています[11].

　ACP日本支部PWC主導で実施された研究も複数あり，先述の日本語版Mini Z 2.0の妥当性を検討した論文[12]，ACP日本支部会員を対象に日本語版Mini Z 2.0などの尺度を用いてバーンアウトや抑うつなどの有病率を検討した論文（バーンアウトの有病率はいずれにおいても約30%程度）などがあります[13-15].

　以上のように，我が国でもバーンアウトの有病率やリスク要因の検討といった研究は増えてきていますが，「どのようにすればバーンアウトを防げるのか？」「バーンアウトしたらどうしたらいいのか？」といったエビデンスは，今後の報告が待たれる段階と言えるでしょう．

引用・参考文献

1） Shanafelt TD, et al. Executive Leadership and Physician Well-being: Nine Organizational Strategies to Promote Engagement and Reduce Burnout. Mayo Clin Proc. 2017; 92: 129-146.

2） Shanafelt TD, et al. Relationship Between Clerical Burden and Characteristics of the Electronic Environment With Physician Burnout and Professional Satisfaction. Mayo Clin Proc. 2016; 91: 836-848.

3） Shanafelt TD, et al. Changes in Burnout and Satisfaction With Work-Life Integration in Physicians and the General US Working Population Between 2011 and 2020. Mayo Clin Proc. 2022; 97: 491-506.

4） Leep Hunderfund AN, et al. Social Support, Social Isolation, and Burnout: Cross-Sectional Study of U.S. Residents Exploring Associations With Individual, Interpersonal, Program, and Work-Related Factors. Acad Med. 2022; 97: 1184-1194.

5） Miyoshi R, et al. Burnout in Japanese residents and its associations with temperament and character. Asian J Psychiatr. 2016; 24: 5-9.

6） Nishimura Y, et al. Factors related to burnout in resident physicians in Japan. Int J Med Educ. 2019; 10: 129-135.

7） Matsuo T, et al. Resident Burnout and Work Environment. Intern Med. 2021; 60: 1369-1376.

8） 下畑享良, 他. 脳神経内科医におけるバーンアウトの現状と対策—第1報—. 臨床神経. 2021；61：89-102.

9） Matsuo T, et al. Prevalence of Health Care Worker Burnout During the Coronavirus Disease 2019 (COVID-19) Pandemic in Japan. JAMA Netw Open. 2020; 3: e2017271.

10） Nishimura Y, et al. Burnout of Healthcare Workers amid the COVID-19 Pandemic: A Japanese Cross-Sectional Survey. Int J Environ Res Public Health. 2021; 18: 2434.

11） Matsuo T, et al. Health care worker burnout after the first wave of the coronavirus disease 2019 (COVID-19) pandemic in Japan. J Occup Health. 2021; 63: e12247.

12） Nagasaki K, et al. Translation, Cultural Adaptation, and Validation of the Mini-Z 2.0 Survey among Japanese Physicians and Residents. Intern Med. 2021; 60: 2405-2411.

13） Kuriyama A, et al. Burnout, depression, anxiety, and insomnia of internists and primary care physicians during the COVID-19 pandemic in Japan: A cross-sectional survey. Asian J Psychiatr. 2022; 68: 102956.

14） Nonaka S, et al. Prevalence of Burnout among Internal Medicine and Primary Care Physicians before and during the COVID-19 Pandemic in Japan. Intern Med. 2022; 61: 647-651.

15） Shikino K, et al. Work-related stress and coping methods of internists and primary care physicians during the COVID-19 pandemic in Japan: A mixed-method study. J Gen Fam Med. 2022; 23: 327-335.

（西村義人）

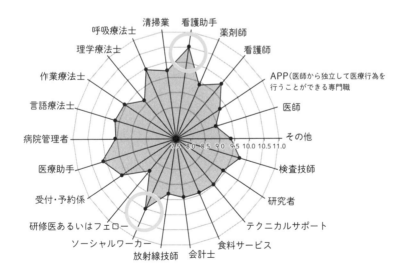

COLUMN 1

医療職の職種別バーンアウトの実態

　医療職の職種別のバーンアウトに関して，特に医師と看護師において，これまでに様々な報告がありました[1-4]．さらに2019年12月以降のCOVID-19パンデミック以降は，感染拡大に伴い，医療者のバーンアウトに関する研究の数は急増しており大きな社会問題となっています．

　さて，医療者における職種間のバーンアウトにはどのような違いがあるのでしょうか？それぞれの国や地域，病院によってそれぞれ役割や業務量が異なるため一概には言えませんが，職種別のバーンアウトの実態に関していくかの重要な研究があります．

　2020年5月から10月までに米国の42施設における医療者20,947名を対象にした大規模なバーンアウトの研究[5]は，約45％の医療者がバーンアウトの定義を満たしていました．職種別に見ると，**看護助手，医療助手，ソーシャルワーカーなどがストレスとバーンアウトを経験する割合が高い**ことがわかりました 図 ．

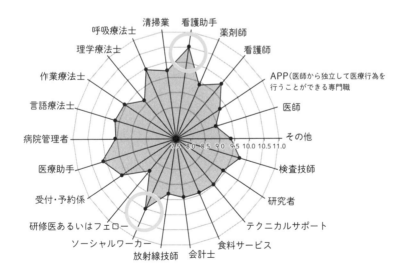

図　**職種間におけるストレススコアの比較**(ストレススコア 4 -16)(文献 5 より引用改変)

この研究は，医師や看護師だけではなく，その他の医療者にも焦点を当てる必要があることを示しています．医師と看護師以外の職種は医療者全体の約80%を占めており，それまで医師や看護師ほど多くの調査がなされていませんでした[6]．例えば，看護助手や呼吸療法士は，医師や看護師と同様に最前線で勤務しています．感染のリスクが高い状態で，多くの労力で長時間勤務しなければなりません[7]．

　また我が国においては，パンデミック初期の2020年4月6日から4月19日までの期間に聖路加国際病院で実施された横断的研究では，医療者のバーンアウトの定義を満たす割合は312人中98人 (31.4%) でした．職種別のバーンアウト経験者の割合は，医師は82人中11名 (13.4%)，看護師126人中59名 (46.8%)，臨床検査技師63人中13名 (20.6%)，放射線技師22人中8名 (36.4%)，薬剤師19人中7名 (36.8%) であり，医師よりも看護師や放射線技師，薬剤師の割合が高いことが示されました[8]．

　このように，医療者の中でも職種によりバーンアウトの割合が異なることは理解しておく必要があります．それぞれの職種の業務内容やバーンアウトのリスク要因を把握することにより，バーンアウトの予防や介入のための方策を考えていくことが重要です．

引用・参考文献

1) Shanafelt TD, et al. Changes in Burnout and Satisfaction With Work-Life Integration in Physicians and the General US Working Population Between 2011 and 2020. Mayo Clin Proc. 2022; 97: 491-506.

2) Shanafelt TD, et al. Burnout and satisfaction with work-life balance among US physicians relative to the general US population. Arch Intern Med. 2012; 172: 1377-1385.

3) Aiken LH, et al. Hospital nurse staffing and patient mortality, nurse burnout, and job dissatisfaction. JAMA. 2002; 288: 1987-1993.

4) Dyrbye LN, et al. Burnout among U.S. medical students, residents, and early career physicians relative to the general U.S. Population. Acad Med. 2014; 89: 443-451.

5) Prasad K, et al. Prevalence and correlates of stress and burnout among U.S. healthcare workers during the COVID-19 pandemic: A national cross-sectional survey study. EClinicalMedicine. 2021; 35: 100879.

6) Kinder M. Essential but undervalued: Millions of health care workers aren't getting the pay or respect they deserve in the COVID-19 pandemic. Brookings. 2020 https://www.brookings.edu/research/essential-but-undervalued-millions-of-health-care-workers-arent-getting-the-pay-or-respect-they-deserve-in-the-covid-19-pandemic/. (Accessed Feb 14, 2023)

7) Guan L,et al. More awareness is needed for severe acute respiratory syndrome coronavirus 2019 transmission through exhaled air during non-invasive respiratory support: experience from China. Eur Respir J. 2020; 55: 2000352.

8) Matsuo T, et al. Prevalence of Health Care Worker Burnout During the Coronavirus Disease 2019 (COVID-19) Pandemic in Japan. JAMA Netw Open. 2020; 3: e2017271.

（松尾貴公）

3 医師のバーンアウトがもたらすもの

1) 医師自身の人生に関わること

> **ポイント**
>
> ▶ バーンアウトは，医師の健康を損ない，メンタル疾患をはじめとした心身の問題を生じさせる．
>
> ▶ さらに，アルコールや薬物依存，人間関係のトラブル，キャリア形成といった点から，医師の人生に大きな影響を与え得る．

　前節までで，バーンアウトの定義や実態について触れました．バーンアウト自体は，（現在のところ）狭い意味での「疾患」ではありません．しかしバーンアウトは，メンタル疾患やその他の問題行動のリスクとなったり，あるいはそれらを増悪させたりする要因であり，より直接的な問題を生じさせる土壌であると考えることができます．では残念ながら，もし実際に医師がバーンアウトに陥ってしまった場合，結果としてどんなことがもたらされるのでしょうか？　大きく分けて，一人の人間としての影響と，医療現場に与える影響とがあると思いますが，ここでは主に前者について考えてみましょう．

　職場での慢性的なストレスによりバーンアウトに陥ると，それは一人の人間である医師個人に対して，心身に，あるいは周りの社会との関係性に，影響を与えます．またそれを背景として，医師としての生き方（キャリア形成）にも影響を与える可能性もあると言えます．

◯ Well-beingやQOLの低下

　バーンアウト自体により「情緒的消耗」「脱人格化」「個人的達成感」の低下が見られます．気持ちがすり減って，思いやりを失い，達成感も得られない……．そのような状態で日々過ごして幸せな人はいないと思いますが，これはwell-beingが低下した状態であると言え，quality of life（QOL）の低下が見られます[1]．もしバーンアウトに適切に対処しないと，ひいては以下のような疾患や問題の起きる可能性が高まることが知られています．

うつ病や自殺

　うつ病は，ごく軽症であれば治療しながら仕事も続けられるかもしれません．しかしながら，症状が重い場合には長期間の休業を要したり，復帰できたとしても前と同じようには働けなかったりといったケースがしばしば見られます．

　自殺については，元々医師は一般人口よりも自殺率が高めと報告されていますが（男性医師は非医師の1.41倍，女性医師は非医師の2.27倍の自殺率[2]），バーンアウトによりさらに上昇することになります．**バーンアウトの程度が強いほど，自殺企図が強くなる関係**も知られています．

　うつ病も自殺もきわめて重要な問題である一方，医師は種々の理由で自らのこういった問題を他人に相談したがらず，自力で対応しようとする傾向があると言われています〔1〕「援助希求」（→P.160）を参照．患者さんには早期診断や早期治療を勧める一方で，医師自身は自分の問題を相談できないために早期介入の機会を逸しているとしたら，とても残念なことです．

アルコールや薬物依存

　ストレスに対処する手段として，**アルコールや薬物に依存する例も少なくありません**．この傾向は女性に多いと報告されています[3]．アルコールや薬物はその医師個人の健康問題であるだけでなく，診療に与える影響も懸念されるところです．自身のメンタルの問題と同様に，こういった問題を相談したがらない医師が多いため，状況がさらに悪化するということがままならず見受けられます．

自己管理の破綻

　食事・運動・睡眠などを含む自らの健康管理や，自らの疾患の治療などのセルフケアが疎かになってしまい，健康状態が増悪しやすくなります．職業性のバーンアウト全般の報告になりますが，バーンアウトにより2型糖尿病，脂質異常症，心血管疾患が増加するという報告があり，45歳以下では全死亡率のリスク増加が見られます[4,5]．医療現場では患者中心が重要であるとされ，医療者には利他主義が求められることが多いためか，**医師は過度な自己犠牲やセルフネグレクトに陥りやすいところがあり，自身の健康状態の増悪リスクは他の職業よりも強い可能性**が考えられます[6]．

人間関係のトラブル

　他の人と距離を取りたくなったり，怒りっぽくなったりして，友人・家庭・職場での人間関係に問題を生じて孤立してしまい，様々な問題が覆い隠されてしまう，あるいは周囲からの助けが得られにくくなってしまいます．また，**家庭生活や結婚生活の質は，仕事の忙しさよりも，仕事から帰宅した際の気分や態度と関連がある**と報告されています[7]．バーンアウトに陥り感情面の問題が生じ，あるいは脱人格化を背景に，家庭内で職場や同僚についてネガティブなことを言っていると，家族やパートナーとの関係にも良くない影響がありそうです．

通勤中の交通事故

　地域によっては車通勤が主のところもあると思いますが，交通事故のリスクが上がるという報告があります[8,9]．交通事故は，自身の怪我や死亡などだけではなく誰かを巻き込んだ場合，他人を傷つけたり命を奪ってしまったりすることもあり得ます．

　たとえ以上のような深刻な問題が生じなかったとしても，バーンアウトに陥った状態では，趣味を楽しんだり，大事な人との時間を過ごしたりして，生きていることを実感し豊かで満ち足りた時間を過ごすことも難しくなってしまうでしょう．私たちが生きていられる時間は限られています．バーンアウトは，その貴重な時間を本人から奪ったり苦しみに変えたりしてwell-beingを損なうだけではなく，その人の周りの家族，友人，同僚などの時間や人生にもネガティブな影響を与えてしまうのです．

◯ 生き方（キャリア形成）への影響

　専門職である医師としての生き方（キャリア形成）についても考えてみましょう．バーンアウトは比較的若手医師の方がリスクは高いとされますが，その時期は，将来どのような医師を目指してトレーニングをしていくのかという，医師のキャリア形成にとても重要な時期となります．いろいろなキャリアがあって良いと思いますが，バーンアウトのために十分なトレーニングが積めなくなる，あるいは希望していた進路を変更せざるを得なくなるといったことが懸念されます．

　最も残念なケースとしては，診療をやめる／診療に携わる時間を減らす，という選択です．米国での約6,800人の医師を対象とした調査によると，バーンアウトがあると今後2年以内に診療をやめようと考えるオッズ比が5.79，今後1年以内に診療に携わる時間を減らすオッズ比が1.81でした[10]．また，今後2年以内に転職を考えるオッズ比も2.16と高めです．

　一般に転職自体は必ずしも悪いことではないと思いますが，バーンアウトがある状態で転職を考えるというのは，おそらく他にやりたいことがあるといった「前向きな」転職ではなく，もうここには居たくないと言う「後ろ向きな」転職が多いと予想され，あまり良い状態とは言えなさそうです．

　以上見てきたように，バーンアウトは医師の人生や生活の様々な側面に影を落とし得るのです．その結果は一様に現れるのではなく，年齢，性別，診療科，地域などによって異なることでしょう．

　また，**起きてしまった結果について，「医師とはそんなものである」「個人的な要因である」と片付けてしまうのであれば，状況が改善することは期待しにくい**と言えます．

　医師の多くがバーンアウトを呈していることを考えれば，個人としての取り組みに留まらず，職場全体・医師全体として取り組むべき課題であるとおわかりいただけると思います．

引用・参考文献

1) Tawfik DS, et al. Physician Burnout, Well-being, and Work Unit Safety Grades in Relationship to Reported Medical Errors. Mayo Clin Proc. 2018; 93: 1571-1580.

2) Schernhammer ES, et al. Suicide rates among physicians: a quantitative and gender assessment (meta-analysis). Am J Psychiatry. 2004; 161: 2295-2302.

3) Gold KJ, et al. "I would never want to have a mental health diagnosis on my record": A survey of female physicians on mental health diagnosis, treatment, and reporting. Gen Hosp Psychiatry. 2016; 43: 51-57.

4) National Academies of Sciences, Engineering, and Medicine; National Academy of Medicine; Committee on Systems Approaches to Improve Patient Care by Supporting Clinician Well-Being. Taking Action Against Clinician Burnout: A Systems Approach to Professional Well-Being. National Academies Press, 2019.

5) Salvagioni DAJ, et al. Physical, psychological and occupational consequences of job burnout: A systematic review of prospective studies. PLoS One. 2017; 12: e0185781.

6) American Medical Association. Protect Against Burnout and Encourage Self-Care. https://edhub. ama-assn.org/steps-forward/module/2702556 (Accessed Feb 14, 2023)

7) Sotile WM, et al. Moving From Physician Burnout to Resilience. Clin Obstet Gynecol. 2019; 62: 480-490.

8) West CP, et al. Physician burnout: contributors, consequences and solutions. J Intern Med. 2018; 283: 516-529.

9) West CP, et al. Association of resident fatigue and distress with occupational blood and body fluid exposures and motor vehicle incidents. Mayo Clin Proc. 2012; 87: 1138–1144.

10) Sinsky CA, et al. Professional Satisfaction and the Career Plans of US Physicians. Mayo Clin Proc. 2017; 92: 1625-1635.

（泉谷昌志）

2）患者安全に関わること

ポイント	▶ バーンアウトにより，提供する医療の質は低下し，医療事故も増加する．
	▶ 質の高い安全な医療を提供するためには，知識や技術を高めるだけでなく，バーンアウトを含めたメンタルヘルス対策も重要である．

○ バーンアウトから患者安全を考える

　バーンアウトに陥ると，仕事に対してポジティブな気持ちが持てなくなり，また職務効力感（professional efficacy）が低下します．また，それだけでなく，認知機能（記憶力，注意力，遂行力など），コミュニケーションやチームワークにも問題を生じ，仕事のパフォーマンスが低下する可能性があります[1,2]．その結果，仕事の成果や効率が低下したり，事故や怪我などの職場安全上の問題へとつながったりします．また，離職率が高くなりスタッフの入れ替わりが多くなるため，残っているスタッフへの負荷，新規採用のコストがかかる，業務がスムーズに進まないなど，組織全体への負担も増し，組織としてのパフォーマンスも低下します．このようにバーンアウトに陥った場合，本人と職場の両方にとって望ましくない結果が生じることになります．

　慢性的なストレスにさらされ，自由度の低い職場であることの多い医療現場は，バーンアウトが生じやすい代表的な職場の一つです．COVID-19の流行によって，その傾向はさらに強くなっています．

　もし医師がバーンアウトに陥り，専門職としてのパフォーマンスが低下すると，どのようなことが起きると思いますか？　複数の調査によると，患者満足度の低下，退院後の回復期間の延長，医療コストの増加などが報告されています[3]．すなわち医師のバーンアウトは，医師の業務上のパフォーマンスを低下させ，結果的に患者に提供する医療の質の低下を招くことになると言えるでしょう[4]．

　それに加えて最も懸念されるのは，医療事故の増加など，医療安全・患者安全に関わる点です[5,6]．6,000人あまりの医師に調査をした2014年の米国での研究によると，10.5％の医師が過去3か月以内に大きな医療事故を経験しており，さらにバーン

アウトの症状があるとオッズ比 2.2 で医療事故を経験しやすいという結果でした[7]. 医療事故の種類は，判断の誤り，誤診，手技の誤り，処方の誤り，患者取り違えなどでした 図1-4 .

3か月以内の大きな医療事故の経験

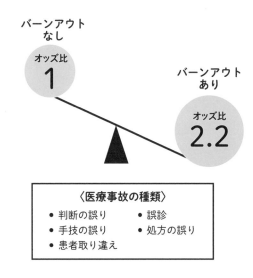

図1-4 バーンアウトによる医療事故リスクの上昇

また，離職率が高いと医療の質を高める取り組みが難しくなるという報告もあります[8]. そして，医療事故は医師のバーンアウトを増悪させるでしょうから，ここに悪循環が生じるとも言えます 図1-5 .

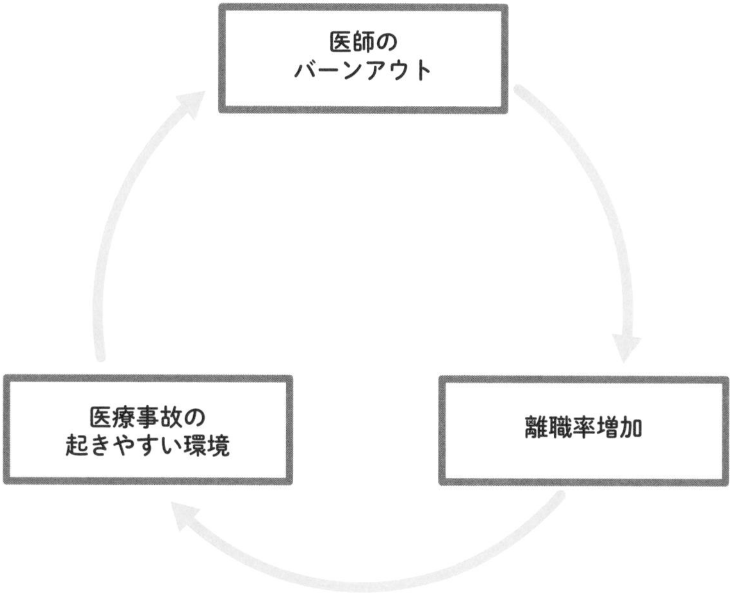

医師の
バーンアウト

離職率増加

医療事故の
起きやすい環境

図1-5　バーンアウトと医療事故の悪循環

　このように，医師のバーンアウトは医師個人あるいは職場全体として，医療の質や患者安全と関連しています．**質の高い，安全な医療を提供するためには，最新の知識を身につけ，技術を磨くだけでなく，バーンアウトを含めたメンタルヘルス対策も重要である**と言えます〔2〕「職場環境とバーンアウト」（→P.54），1〕「ワークエンゲージメントの重要性」（→P.102）を参照〕．

　なお，近年患者安全を高めるためにいろいろな手順，確認，評価，書類などが導入されており，皆さんも日々これらの作業に追われていることと思います．例えば，CTや病理の読影レポートを読んだら，確認のチェックをすることになっている施設もあるでしょう．また，ある程度侵襲的な検査をしようと思うと，同意書を何枚も作成する必要があります．そして，電子カルテの機能はどんどん複雑化し，しかも操作性は必ずしも良いとは言えません（これらは，実際に起きてしまった事例の反省の結果であるのだとは思いますが）．本来の意図とは逆に，医師の業務上の負荷が増え，それが原因でバーンアウトをきたし，結果的に患者安全にかえって悪い影響があるとすれば，とても残念なことです．

ちょうど良いバランスはどこにあるのでしょうか？　トータルとして患者安全を高めるために，どうすれば良いのでしょうか？　まずは，医療現場で働く医師は，今までお話ししたような，**バーンアウトと医療安全とが関連しているという視点を持っておくことが重要**であると言えるでしょう．また，バーンアウトが「過剰診断」されている，エビデンスに乏しい対応方法が先行しているという批判もありますので，医師のバーンアウトおよびその影響に関して今後の調査・検討・研究（特に介入研究）を積極的・継続的に行っていく必要があるとも言えます．

◯ 患者安全からバーンアウトを考える

　さて，今までバーンアウトの面から患者安全を考えてきましたが，最後に少し患者安全の面から医師のバーンアウト，あるいはメンタルヘルスについて考えてみたいと思います．ICUの看護師を対象とした研究ではありますが，医療安全を重視する職場文化があると，バーンアウトが少ないと報告されています[9]．医療安全を高めるには，スタッフ間のコミュニケーションや相互支援といったチームワークのスキルが重要なポイントとされています（このアプローチは「Team STEPPS®」と呼ばれています[10]）．書類や手順などの，何かをしたという「形」だけではなく，コミュニケーションや相互支援などのスキルに基づいてチームで医療安全に取り組むことで，職場の雰囲気も良くなり，業務上のストレスが軽減され，結果的にバーンアウトを減らすことができるのかもしれません．すなわち，**患者安全を高めることと医師のバーンアウトを減らすことは，別々に行うのではなく，一体として行うことが良い**のかもしれません．

引用・参考文献

1） Deligkaris P, et al. Job burnout and cognitive functioning: A systematic review. Work & Stress. 2014; 28: 107-123.
2） Gavelin HM, et al. Cognitive function in clinical burnout: A systematic review and meta-analysis. Work & Stress. 2022; 36: 86-104.
3） Halbesleben JR, et al. Linking physician burnout and patient outcomes: exploring the dyadic relationship between physicians and patients. Health Care Manage Rev. 2008; 33: 29-39.
4） Tawfik DS, et al. Evidence Relating Health Care Provider Burnout and Quality of Care: A Systematic Review and Meta-analysis. Ann Intern Med. 2019; 171: 555-567.
5） Salyers MP, et al. The Relationship Between Professional Burnout and Quality and Safety in Healthcare: A Meta-Analysis. J Gen Intern Med. 2017; 32: 475-482.
6） Hall LH, et al. Healthcare Staff Wellbeing, Burnout, and Patient Safety: A Systematic Review. PLoS One. 2016; 11: e0159015.
7） Tawfik DS, et al. Physician Burnout, Well-being, and Work Unit Safety Grades in Relationship to Reported Medical Errors. Mayo Clin Proc. 2018; 93: 1571-1580.
8） Baron AN, et al. Effects of Practice Turnover on Primary Care Quality Improvement Implementation. Am J Med Qual. 2020; 35: 16-22.
9） Vifladt A, et al. The association between patient safety culture and burnout and sense of coherence: A cross-sectional study in restructured and not restructured intensive care units. Intensive Crit Care Nurs. 2016; 36: 26-34.
10） Agency for Healthcare Research and Quality (AHRQ), TeamSTEPPS® https://www.ahrq.gov/teamstepps/index.html (Accessed Feb 14, 2023)

（泉谷昌志）

3）組織に関わること

ポイント

▶ 医師個人のバーンアウトは，周囲や組織全体に大きな影響を及ぼす．

▶ バーンアウトが組織にもたらす影響として，①スタッフの離職と生産性の低下，②コストの損失の2つがある．

▶ 医師個人の問題として扱うのではなく，組織全体でバーンアウトに取り組むことが必要不可欠である．

　前項ではバーンアウトがもたらす影響として，医師自身の人生に関係するもの，患者安全に関係するものについて，それぞれ解説してきました．それでは，組織全体にはどのような影響をもたらすのでしょうか．例えば，皆さんの周囲にバーンアウトした同僚がいる場合を想像してみてください．その人が欠勤する日が増えて，あなたの業務が増えるかもしれません．また，バーンアウトする原因が組織全体の慢性的な問題（職場の雰囲気，人間関係，業務量や勤務時間など）であれば，あなた自身もバーンアウトに陥りかけているかもしれません．

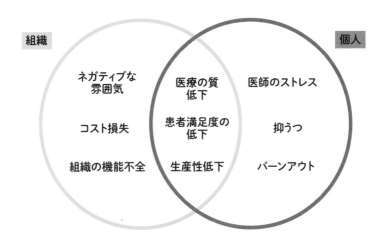

図1-6 バーンアウトがもたらす医師と組織への影響（文献1を引用・一部改変）

まずは，**図1-6** をご覧ください．医師の抑うつや慢性的なストレス，バーンアウトは，医師個人や病院全体の医療の質の低下，患者満足度の低下，生産性の低下などをきたす可能性があります．これらは病院の機能不全や職場のネガティブな雰囲気，コストの損失などと密接に関わっています．

ここでは，先に述べた医師個人や患者安全という視点から少し視野を広げて，組織全体に関わる視点，すなわちスタッフの離職と生産性，コストというマクロの視点から，バーンアウトがもたらす影響について考えてみたいと思います．

◎ 医師の離職と生産性の低下

バーンアウトがもたらす最も重要な結果として医師の離職が挙げられます．バーンアウトを経験した人，あるいは陥りやすい人が離職の意向が高いことは皆さんの想像の通りです．最近の系統的な文献レビュー[2] によると，バーンアウトがもたらす組織への影響を検討した5件の研究が取り上げられています．その中で，**バーンアウトの結果，離職および転職の意向が組織全体に影響を及ぼす2つの重要な結果**として示されました．

Sinskyらの研究[3] では，6,496名の医師のうち，1,726名（約27%）が**2年以内に現在の職場を辞めるつもりである**ことを報告しました．米国のプライマリケア医を対象とした調査では[4]，**エンゲージメントが低いと離職につながる傾向がある**ことを明らかにしました．

またWindoverらの研究[5] では，**中でも情緒的消耗感（EE）レベルが高いほど離職の意思が強い**ことが示されています．興味深いことに，バーンアウトやその傾向が強い人は，患者への共感を減らす，様々な活動への参加を減らす，人との関与を減らすことにより，自己の体力や気力を温存させようとする防御反応を示すことが知られています．持続的に不安を感じたりイライラしたりすることで，不眠や集中力の低下，頭痛や倦怠感などをきたすことがあります．慢性的なストレスのために，次々と新たな身体的・精神的不調を生み出し，なかなか簡単には抜け出せない負のスパイラルの状態に陥ることも報告されています．結果，組織としての生産性の低下につながる可能性があることが知られています[6,7]．

その他にも，個人のバーンアウトの結果，周囲や組織全体へ影響を及ぼすものとして，以下のようなものが挙げられます．

- ● チームの士気の低下
- ● 仕事量の増加
- ● シフトスケジュールの変更
- ● 休暇の減少

　バーンアウトは個人の問題だけではなく，組織としての要因も大きく関与します．過度な業務負担や不十分な休息がもたらす慢性的なストレスは，同様の環境で働く他の職員も感じる可能性は十分にあります．また，病欠や離職に伴う人員不足によって周囲の仕事量が増加したり，突然のシフトスケジュールの変更や休暇日の減少などをきたしたりすることも容易に想像できます．その結果，チーム全体が負のスパイラルに陥り，結果的にバーンアウトを増やすことになる可能性は少なくはありません．また，**職場の雰囲気がバーンアウトを含めた医療者のメンタル面に大きく影響する**ことが強調されています[8]．

◯ コスト面から見たバーンアウト

　皆さんの中でバーンアウトとコストが，どのように関係するか疑問に思う方もいるかもしれません．しかし，病院や組織全体の経営という観点からは非常に重要な視点です．病院全体のコスト面から考えた際に，バーンアウトで**最も問題となるのが，新しい医師の訓練や採用のためにかかる費用です**．バーンアウトに陥り離職してしまった医師を含めた医療者を補填するために，新しい医師をリクルートしたり，訓練したりするためにかかる費用，また次の医師が来るまでの期間に失われる生産性のコストは，1人あたり総額5万ドルから60万ドルの損失と言われています[9-13]．

　カナダの70,700名の医師を対象にした大規模な研究では，バーンアウトによる退職と臨床時間の短縮の結果，損失額は国全体で2億1,310万ドルと推定されました．多くの医療機関が人材不足に悩む中，**医師の離職による人員喪失は病院全体に大きな影響を及ぼすことになります**[14]．推定では，主要な医療センターの運営費の5％

以上が，医師の離職に関連する費用の支払いに充てられる可能性があることを示唆しています[15]．

　一般的に医師のバーンアウトによる生産性低下の金銭的コストは，離職に関連するコストよりも定量化が難しいと言えます．しかし，いくつかの研究では，医師のバーンアウトに伴う病欠日数の増加や仕事のパフォーマンスの低下の結果，生産性低下に伴う経済的損失を示しています[2,12,16,17]．

　また，**医師の仕事満足度の低下は，結果的に患者満足度の低下につながります**．その結果，組織のブランドイメージを損なうことによって，さらなる収益の喪失につながることが報告されています[2,18]．医師の仕事満足度の低下に関連する正確なコストはとらえにくいのですが，離職，生産性の低下，患者満足度の低下が重なることで，収益損失につながることを示唆されています[12]．

　このように医師のバーンアウトは個人の問題だけではなく，病院や組織全体の問題であることは言うまでもありません．先に述べたように，医師の離職や生産性の低下はその後のさらなるバーンアウトの蔓延や経済的損失など，組織にとって重要な損失であるため，運営・経営という観点からも組織全体でバーンアウトに介入していく必要があることをおわかりいただけたでしょうか．バーンアウトの予防や介入など職場全体としての対策は，第3章の❶「職場に求められること」（→P.102）で具体的に解説していきます．

引用・参考文献

1) MacKinnon M, et al. Reframing Physician Burnout as an Organizational Problem: A Novel Pragmatic Approach to Physician Burnout. Acad Psychiatry. 2018; 42: 123-128.

2) Dewa CS, et al. How does burnout affect physician productivity? A systematic literature review. BMC Health Serv Res. 2014; 14: 325.

3) Sinsky CA, et al. Professional Satisfaction and the Career Plans of US Physicians. Mayo Clin Proc. 2017; 92: 1625-1635.

4) Willard-Grace R, et al. Burnout and Health Care Workforce Turnover. Ann Fam Med 2019; 17: 36-41.

5) Windover AK, et al. Correlates and Outcomes of Physician Burnout Within a Large Academic Medical Center. JAMA Intern Med. 2018; 178: 856-858.

6) Hobfoll SE. The Influence of Culture, Community, and the Nested-Self in the Stress Process: Advancing Conservation of Resources Theory. Appl Psychol. 2001; 50: 337-421.

7) Hobfoll SE, et al. Conservation of Resources in the Organizational Context: The Reality of Resources and Their Consequences. Annu Rev Organ Psychol Organ Behav. 2018; 5: 103-128.

8) Bronkhorst B, et al. Organizational climate and employee mental health outcomes: A systematic review of studies in health care organizations. Health Care Manage Rev. 2015; 40: 254-271.

9) Moss M, et al. An Official Critical Care Societies Collaborative Statement—Burnout Syndrome in Critical Care Health-care Professionals: A Call for Action. Chest. 2016; 150: 17-26.

10) Pélissier C, et al. Nurses' Occupational and Medical Risks Factors of Leaving the Profession in Nursing Homes. Int J Environ Res Public Health. 2018; 15: 1850.

11) Schloss EP, et al. Some hidden costs of faculty turnover in clinical departments in one academic medical center. Acad Med. 2009; 84: 32-36.

12) Misra-Hebert AD, et al. A review of physician turnover: rates, causes, and consequences. Am J Med Qual. 2004; 19: 56-66.

13) Fibuch E, et al. PHYSICIAN TURNOVER: A COSTLY PROBLEM. Physician Leadersh J. 2015; 2: 22-25.

14) Dewa CS, et al. An estimate of the cost of burnout on early retirement and reduction in clinical hours of practicing physicians in Canada. BMC Health Serv Res. 2014; 14: 254.

15) Waldman JD, et al. The shocking cost of turnover in health care. Health Care Manage Rev. 2004; 29: 2-7.

16) Dyrbye LN, et al. Physicianburnout: a potential threat to successful health care reform. JAMA. 2011; 305: 2009-2010.

17) Bodenheimer T, et al. From triple to quadruple aim: care of the patient requires care of the provider. Ann Fam Med. 2014; 12: 573-576.

18) Wallace JE, et al. Physician wellness: a missing quality indicator. Lancet. 2009; 374: 1714-1721.

（松尾貴公）

ボアアウト（boreout）

　読者の皆さんは「ボアアウト」という言葉を聞いたことはありますでしょうか？　本書はバーンアウトをテーマとしていますが，職業に関連した不健康状態を表す新たな概念として，近年このボアアウトが注目されてきています．

　バーンアウトは長時間労働やプレッシャーなど労働者を圧倒させるような職場の性質に注目を向けた概念ですが，ボアアウトは「退屈（boredom）」であることも労働者にとって苦痛であることに注目したものです **表1-4**（P.44）．1900年代から職場の退屈が苦痛であることはしばしば指摘されていましたが，最近までほとんど注目されてきませんでした．

　しかしRothlinとWerberが2009年に，ボアアウトという概念を提唱したことで，一気に注目が集まりました[1]．彼らはこの概念で，退屈さは労働者の意欲や健康を害し，生産性を下げることを指摘しました．ボアアウトは「退屈（boredom）」「挑戦の欠如（a lack of challenge）」「職業的興味の低下（a lack of professional interest）」から構成される概念と定義されています．ここで定義される「退屈」とは，何もすることがないだけではなく，ある特定の仕事（例：意味がない，退屈，単調）に起因する否定的な感情です．「挑戦の欠如」とは，自身の仕事が自身の能力以下の仕事であることを表し，「職業的興味の低下」とは，仕事，会社，キャリアへの関心を失うことを示します．3種類の尺度が開発されていますが，最も頻用されるものはStockによる尺度[2]です．StockはRothlinとWerberとやや異なり，ボアアウトを「退屈」「成長の危機」「仕事の意味の危機」という3つの因子によると定義しましたが，基本的には同様のコンセプトです．11問からなりますが，日本語版はまだ開発されていません．

　医療者に関連したボアアウトの疫学研究はほとんどありません．Google Scholarで「boreout」で検索すると多数ヒットしますが，多くはビジネス領域で，医療者に関連した疫学研究はほとんどありません．PubMedで「boreout」について検索してもヒットするのは4件のみです（2022年10月20日時点）．しかし，私はこの概念を知った時に，これは医療者にも当てはまる方がいるのではないかと思いました．

「毎日単調な仕事ばかりしている」
「無意味な会議，仕事があり，やる気が起きない」

「簡単な仕事が多く，正直のところ流れ作業のようだ」

　このような状態に陥っている方は少なくないように思います．自分が職場の「歯車」の一つでしかないように思えてしまうと，自身が取るに足らない不要な存在であると感じ，無力感ややりがいのなさを感じることでしょう．

　ボアアウトという概念が教えてくれるのは，「職場とは忙しくなく，プレッシャーがなければ良いというものではない」ということです[3]．心理学の領域で，動機づけにはストレスなどの不快なものがある程度あった方が効果は増強される，という「ヤーキーズ・ドットソンの法則」というものがありますが，これはそれを裏付けるものです．

　近年，我が国では働き方改革が進められていますが，医師は特に労働時間の削減に注目が集まり過ぎているようにも思います．労働時間が短くなるだけで，労働者はやりがいを持って，健全に働くことができるのでしょうか．おそらくそれだけではないはずです．職業を通じて，生涯にわたり成長する機会を持ち，やりがいを持てる職場環境を作ることが，管理者と労働者の双方に求められています．

表1-4　バーンアウトとボアアウト

	ボアアウト	バーンアウト
概念	職業上の退屈に起因する不健康状態	労働者を圧倒させる性質 （例：多忙に起因する不健康状態）
イメージ	ろうそくの火が消える	ろうそくが燃え尽きる
構成する因子	退屈，挑戦の欠如（成長の危機），職業的興味の低下（仕事の意味の危機）	精神的消耗感，脱人格化，個人的達成感の低下
尺度	Stock[2] の尺度 （11 items; 日本語版なし）	Maslach burnout inventory （日本語版あり）

引用・参考文献

1) Rothlin P, et al. Die Boreout-Falle: Wie Unternehmen Langeweile und Leerlauf Vermeiden. Redline Wirtschaft, 2009.
2) Stock RM. Is Boreout a Threat to Frontline Employees' Innovative Work Behavior? J Prod Innov Manage. 2009; 32: 574-592.
3) Kompanje EJO. Burnout, boreout and compassion fatigue on the ICU: it is not about work stress, but about lack of existential significance and professional performance. Intensive Care Med. 2018; 44: 690-691.

（長崎一哉）

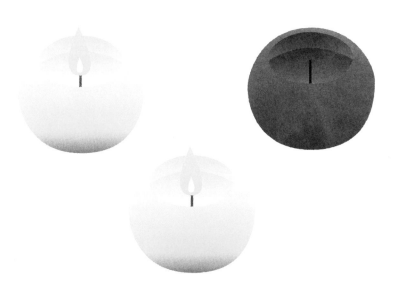

第 **2** 章

バーンアウトのリスク

医師にとっての well-being の決定要因

1) 医師の well-being の決定要因

ポイント

▶ 医師の well-being とは，単に「バーンアウトしていない」ことではない．

▶ 医師の well-being は，組織・システムなどの「外的要因」と「個人の要因」が関わるが，一般的には前者の影響が大きい．

▶ 医師の well-being に関わる要因それぞれについて医師自身の状況を当てはめることで，問題点や改善点を見出すことが可能となる．

○ Well-being とは

　Well-being（ウェルビーイング）は，広義には身体・精神・社会との関わりが**持続的に良好な状態**であることを表す概念です．Well-being という言葉が初めて登場するのは1946年の世界保健機関（World Health Organization：WHO）設立時に書かれたWHO憲章の前文です[1]．「健康」の定義を説明する際に使用されました．

〈WHO憲章の前文[1]〉

Health is a state of complete physical, mental and social well-being and not merely the absence of disease or infirmity.

健康とは，病気でないとか，弱っていないということではなく，肉体的にも，精神的にも，そして社会的にも，すべてが満たされた状態にあることをいいます．（日本WHO協会訳[2]）

最近では「働き方改革」の推進や価値観の変化などを背景に，WHO憲章の前文を目にする機会が増えてきました．なお心理学においての，より短い時間の感情を表す「Happiness（ハピネス）」とは区別されます．

◯ Well-beingの決定要因

では，何をもってwell-beingと言うのでしょうか？　今，あなたがwell-beingでないなら，どうすればwell-beingになれるのでしょうか？　それを知るためには，個人のwell-beingを評価する尺度が必要です．代表的な尺度に「PERMA理論」があります[3]．「ポジティブ心理学」の父ともいうべきSeligmanが2011年に提唱しましたもので，現在広く用いられています．

◯ PERMA理論とは

ポジティブ心理学では後述する5つの要素（PERMA）を測定し，各要素をより良い状態にすることで，よりwell-beingな状態に近づけるとされています．5つの要素は **表2-1** の通りです．

表2-1　5つの要素(PERMA)

Positive Emotions（ポジティブ感情）	うれしい，楽しい，感動，感謝，希望，ぬくもりなど明るい気持ちを持つこと
Engagement（エンゲージメント）	何かに没頭すること，時間を忘れて何かに積極的に関わること
Relationships（関係性）	援助を受けたり与えたりするなどを通じて得られる他者との良い人間関係を持つこと
Meaning（意味・意義）	自分は何のために生きているのかを意識できることや，宗教上の信仰や形而上的な信念を持つこと
Accomplishments（達成）	どんな些細なことであれ，何かを成し遂げること

これら 5 つの要素の頭文字を取って「PERMA（パーマ）」と呼ばれます．PERMA理論では，これら 5 つの要素を最大化することにより，個人の well-being を自らの意思で高めることができるとされています．例えば，ポジティブ感情を高める方法として，「今日 1 日（もしくは今週 1 週間），うれしかったり，前向きな感情になれたりしたことを 3 つ挙げる．そしてそれを毎日（毎週）繰り返す」というものがあります．嫌な感情はひっつき虫のようにまとわりついて離れません．一方，ポジティブな感情は次の瞬間にすっと離れていってしまいます．意識して「うれしかった瞬間」（どんな些細なことでも）を思い出すことを習慣にすることで「ポジティブ感情」を高めることができます．ぜひ，皆さんも友人や同僚と一緒に，ほんの少し時間を作ってやってみてください．

◯ 医師にとっての well-being の決定要因

先述の WHO の定義によれば，well-being とは「単に病気がない状態」ではありません．同様に医師の well-being とは「単にバーンアウトでない状態」ではありません．個人の well-being に影響を及ぼす普遍的な要因だけではなく，医師という職業固有の要因があり，それぞれが互いに影響しながら関与しています．

これを俯瞰するには，全米医学アカデミー（National Academy of Medicine：NAM）が2018年に提唱した「医療者のウェルビーイングとレジリエンスに影響を与える要因」についての概念モデル[4] が参考になります　図 2-1 ．

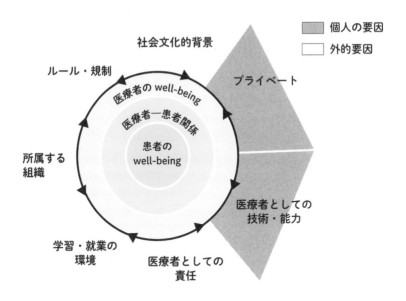

個人の要因

外的要因

社会文化的背景

ルール・規制

医療者の well-being

医療者ー患者関係

患者の
well-being

プライベート

所属する
組織

医療者としての
技術・能力

学習・就業の
環境

医療者としての
責任

図2-1 NAMが提唱した概念モデル(文献 4 より引用改変)

　まず中心には「患者のwell-being」があります．患者がいなければ医療そのものが成立しないということと，また患者のwell-beingは医療者のwell-beingに大きな影響を受けるためでもあります．そして「医療者ー患者関係」の帯を介して医療者のwell-beingがあり，それを7つの要因が取り囲んでいます．7つの要因は大きく「外的要因」と「個人の要因」に分けられますが，しばしばそれぞれが絡みあっています．

　次に7つの要因の具体例を **表2-2** （P.50）に示します．

表2-2　7つの要因の具体例（文献3より作成）

	所属する組織 (Organizational Factors)	学習・就業の環境 (Learning/Practice Environment)	
外的要因	<ul><li>硬直的，官僚的ではないか</li><li>組織のミッションや価値観が自身のそれと一致しているか</li><li>職場の文化やリーダーシップの程度，またスタッフが仕事にやりがいを感じているか</li><li>データ収集作業をどの程度求められるか</li><li>ダイバーシティとインクルージョンの浸透度</li><li>ハラスメントや差別の有無，程度</li><li>全ての医療チームメンバーに対するサポート体制</li><li>組織内での力関係</li><li>専門的な技術，知識を学ぶことのできる機会</li><li>仕事量，パフォーマンス，報酬など</li></ul>	<ul><li>どの程度自律的に決定できるか</li><li>協調的な環境か，もしくは競争的な環境か</li><li>カリキュラム</li><li>電子カルテ等ヘルスITが複数の部門で共有されているか，使いやすいか</li><li>学習や診療を行う状況が適切か</li><li>メンターシッププログラムが用意されているか</li><li>物理的に学習，就業環境は整っているか</li><li>専門職間の連携は適切か</li><li>学生の学びに対する方針が適切か</li><li>学生中心，患者中心の環境か</li><li>チームの構成と機能が明確か</li><li>職場の安全が確保され暴力がない状況か</li></ul>	
	プライベート (Personal Factors)	医療者としての技術・能力 (Skills & Abilities)	
個人の要因	<ul><li>メンターがいるか</li><li>孤立していないか</li><li>家族との関係性</li><li>経済的な状況</li><li>周囲の環境変化への柔軟性</li><li>職場で働きがいを感じているか</li><li>個人の性格</li><li>個人の価値観や倫理観</li><li>身体的，精神的，そしてスピリチュアルな well-being</li><li>周囲との関係性，社会からのサポート</li><li>ワークライフインテグレーション（仕事と生活の統合）</li></ul>	<ul><li>臨床医としての能力や経験</li><li>コミュニケーション能力</li><li>コーピングスキル</li><li>仕事を抱え込まず任すことのできる能力</li><li>共感力</li><li>マネジメント能力とリーダーシップ</li><li>新しいテクノロジーを使いこなせる能力</li><li>業務内容を調整して最適化できる能力</li><li>組織や人，物事などをまとめる能力</li><li>レジリエンス</li><li>チームワークスキル</li></ul>	

ルールと規制 （Rules & Regulations）	社会文化的背景 （Society & Culture）	医療者としての責任 （Health Care Responsibilites ）
● 社会に対する透明性が担保されているか ● 書類やレポート作成にどの程度従事する必要があるか ● 人事についての方針 ● 訴訟リスク ● 専門医等の資格を保持し続けることの労力 ● 国や地方自治体の医療政策	● 社会の医療に対する期待と医療者の役割が合致しているか ● 安全と透明性を尊ぶ文化が保たれているか ● 差別や偏見の程度 ● メディアがどのように機能しているか ● 患者の行動や医療に対する期待 ● 政治や経済の状況 ● 健康の社会的要因 ● 精神疾患に対するスティグマ	● 管理者としての責任 ● 権限と責任のバランス ● 患者や家族に対するへの責任 ● 社会に対する責任 ● 生涯学習やキャリアの追求 ● 各診療科特有の問題 ● 学生，研修医としての責任 ● 教育，研究への責任

注）日本で働く医療者と関連性の低い項目については，一部省略しています．

自分を取り巻く状況に具体例を当てはめて考えることで，自分の場合はどの部分に負荷がかかっているのか，組織として改善すべき点はどこか，自分の弱みがどこにあるのかをあぶり出すことができそうです．ただ，この具体例は米国の医療者を対象としたものですから，我が国で働く医療者には合致しない部分があるかもしれません．我が国特有の，また所属する組織特有の要因がありそうなら，ぜひ表に書き加えてみてください．一般的に，**個人の要因よりも外的要因の方が，医師のwell-beingにより大きな影響を与える**ことがわかっています 図2-2 [5,6]．

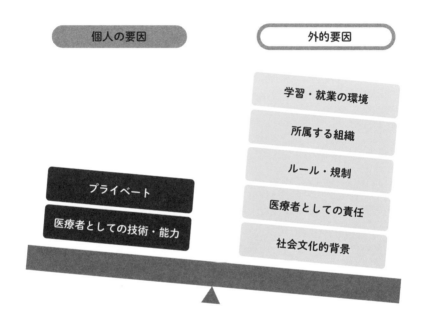

図2-2　**医師のwell-beingにより大きな影響を与える外的要因**(文献4, 5 より引用改変)

◯ 最後に

　医師のwell-beingには，個人のwell-beingに影響を及ぼす要因だけではなく，医師という職業特有の要因があります．日々，PERMA理論の項目のそれぞれについて少し時間を作って思いを巡らせてください．

　では次項より，医師のwell-beingに影響を及ぼす様々な要因について詳しく解説していきます．

こぼれ話

経済協力開発機構 (organisation for economic cooperation and development : OECD) による 「Well-beingの測定」

各国の国民の「幸福度」について国民一人当たりのGDP（国内総生産）を指標とした時代がありました．しかし，その矛盾や弊害への指摘から，近年，それに代わる指標が様々な機関で様々な目的のために開発されています．OECDでは，生活の質（健康状態・ワークライフバランス・教育と技能・社会とのつながり・市民参加とガバナンス・環境の質・生活の安全・主観的幸福）および物質的な生活条件（所得と富・仕事と報酬・住居環境）の計11項目により「より良い生活度（Better Life Index：BLI）」を評価し，毎年「How's Life? 2020- Measuring Well-being」といったタイトルで報告しています[7, 8]．そこに，well-beingを測定する（Measuring well-being）とありますが，あくまで国や地域の差異を見出し，それを政策に生かすためのものであり，個人のwell-beingの把握と向上を目指すPERMA理論とは目的が異なります．とはいえ，将来的には各病院や診療所ごとに，複数の指標を用いてそれぞれの組織の「Well-being度」を公表する，それがまた診療報酬に影響する，といった時期がくるかもしれません．

引用・参考文献

1) WHO. https://www.who.int/about/governance/constitution (Accessed Feb 14, 2023)
2) 日本WHO協会．健康の定義．https://japan-who.or.jp/about/who-what/identification-health/ (Accessed Feb 14, 2023)
3) Seligman MEP. Flourish: A Visionary New Understanding of Happiness and Well-Being. Simon & Schuster, 2011.
4) Brigham T, et al. A Journey to Construct an All-Encompassing Conceptual Model of Factors Affecting Clinician Well-Being and Resilience. Discussion Paper. NAM. Jan 29, 2018.
5) Institute of Medicine (US) Committee on Quality of Health Care in America. To Err Is Human: Building a Safer Health System. National Academies Press, 2000.
6) Manzano García G, et al. New perspectives: Towards an integration of the concept "burnout" and its explanatory models. Anales de Psicología. 2013; 29: 800-809.
7) OECD. How's Life? 2020 Measuring Well-being https://www.oecd.org/statistics/how-s-life-23089679.htm (Accessed Feb 14, 2023)
8) 村上由美子，他．GDPを超えて－幸福度を測るOECDの取り組み．サービソロジー．2020；6：8-15.

（牧石徹也）

2）職場環境とバーンアウト

ポイント
- ▶ バーンアウトは職業上起こる状態であり，バーンアウトを予防・低減するには職場環境の改善が欠かせない.
- ▶ 職場環境は，ジョブ・デマンドとジョブ・リソースからなる.
- ▶ バーンアウトを防ぐ一方で学修成果を高めるには，ジョブ・デマンドとジョブ・リソースのバランスが重要である.

◯ 職場環境とバーンアウト

第1章❶の1）「バーンアウトの定義」（→P.4）で述べられているように，バーンアウトは「慢性的かつ過度なストレスによって情緒的に消耗した結果，身体的疲労および感情の枯渇をきたし，労働意欲を失った状態」であり，**職業上起こりうる状態**です．つまり，職場環境はバーンアウトと密接に関連していると言えます．

職場環境をバーンアウトの視点でとらえると，次の2つの要因に集約されます．「ジョブ・デマンド（仕事の要求）」と「ジョブ・リソース（仕事の資源）」です[1,2] **図2-3**〔1〕「ワークエンゲージメントの重要性」（→P.102）を参照.

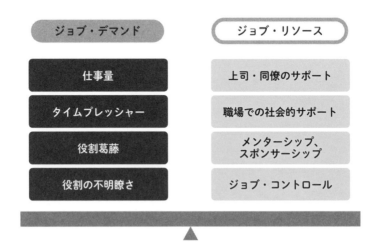

図2-3 ジョブ・デマンドとジョブ・リソース

● ジョブ・デマンド（仕事の要求）

　ジョブ・デマンドは，仕事の量やその内容により発生する（求められる）身体的・精神的な負担を指し，大きく「**量的なもの**」と「**質的なもの**」に分けられます．

　「量的なもの」には，「**仕事量**（workload）」や「**タイムプレッシャー**（time pressures: 決められた時間の範囲で仕事をこなさなければならない）」があります．初診外来をしていて，次々と初診患者のカルテが積み上がる（仕事量）けれど，午後から会議の予定が入っている（タイムプレッシャー）といった状況は誰しも経験のあることと思います．最近では「医師事務作業補助者」がつく職場が増えてきており，医師の「仕事量」軽減対策の一つとなっています．一方，海外，特に米国では，**電子カルテへの入力作業**が医師にとって大きなストレスとなっていると報告されています[3]．職場として使い勝手の良い電子カルテを導入することや使い方を習熟できるプログラムを用意すること，個人的に電子カルテの使い方を工夫すること，などは必要な対策だと感じます．

　「質的なもの」には，「**役割葛藤**（role conflict）」と「**役割の不明確さ**（role ambiguity）」があります．役割葛藤とは，同一人物が複数の役割の中で直面するジレンマです．患者にとっての最善を考えながらも病院としてのルールや収益についても考慮しないといけなかったりするような場合です．例えば，「もう少し入院を継続してリハビリを続けられれば自宅に退院できるかもしれない．患者さんも家族もそう希望している．そうさせてあげたい．けれど，そのような患者さんは他にも大勢いる．この患者さんだけ特別扱いするわけにいかないから療養型病院に転院させざるを得ない」といったケースです．真面目で患者想いの医師ほどこのジレンマに陥ります．職場内での「使命」や「価値観」の共有，そして良質なコミュニケーションが求められます．「役割の不明確さ」とは言葉通り，職場で求められている役割が不明瞭な状況を指します．チームの中での役割が明確でないと，仕事へのモチベーションを高いところで維持することは困難です．ビジネスの世界でも「優秀な人材を育てるには役割と責任の明確さが必要」とされています．臨床実習生への指導の一部を初期研修医に任せることなどはその一例です．

◯ ジョブ・リソース（仕事の資源）

　ジョブ・リソースは，職場のサポート，ワークフロー（業務の流れ），職場の文化（雰囲気）などを指します．また，自分で業務の内容や量，勤務時間など『どの程度の調整権限があるか』はとても重要で，「**ジョブ・コントロール** (job control)」と呼ばれ，ジョブ・リソースに含まれます．

　職場のサポートには，上司や同僚からの直接的なサポートの他，休憩時間中の同僚とのおしゃべりなども含みます．同僚とのおしゃべりなどは職場での「**社会的サポート** (social support at work)」と呼ばれ，重要とされています[4,5]．

　その他には，「**メンターシップ**」や「**スポンサーシップ**」があります．メンターとは，助言者や相談者を意味し，研修医や新たに組織に加わった医師が早く仕事や職場に慣れて活躍できるように，またキャリアゴールに向かって進めるようにサポートする先輩医師（必ずしも同じ職場であったり，医師であったりする必要はない）のことを指します．スポンサーシップとは，所属する医師のキャリアアップにつながる特別な機会を得られるように応援することを指します．最近では，希望する医師に海外の大学院への留学を支援する制度を備える臨床研修プログラムも目にするようになりました．メンターシップやスポンサーシップは，いずれもその有用性はかねてから指摘されていますが，組織としてこれらの制度を提供している医療機関は，我が国ではまだ少ない状況です．

◯ バランスが重要

　繰り返しになりますが，バーンアウトは職業上起こり得る状態であり，職場環境と密接に関わっています．一般に，ジョブ・デマンドが増えればバーンアウトの危険性が増します．そして，ジョブ・リソースを高めればその危険性を軽減させることができます．ここで注意が必要なのは，ジョブ・コントロールができる状態で仕事量やタイムプレッシャーを増大すると，意欲や学修成果がより強まる可能性があることです[6]．したがって闇雲にジョブ・デマンドを減らすことはかえってその人の意欲を削ぐことにつながりかねません〔コラム2「ボアアウト」（→P.43）を参照〕．しかしこのことは誰しも，いつでも当てはまるわけではないことには注意が必要です．

引用・参考文献

1) Demerouti E, et al. The job demands-resources model of burnout. J Appl Psychol. 2001; 86: 499-512.

2) Johnson JV, et al. The psychosocial work environment of physicians. The impact of demands and resources on job dissatisfaction and psychiatric distress in a longitudinal study of Johns Hopkins Medical School graduates. J Occup Environ Med. 1995; 37: 1151-1159.

3) Downing NL, et al. Physician Burnout in the Electronic Health Record Era: Are We Ignoring the Real Cause? Ann Intern Med. 2018; 169: 50-51.

4) Ruotsalainen JH, et al. Preventing occupational stress in healthcare workers. Cochrane Database Syst Rev. 2015; 2015: CD002892.

5) Popa-Velea O, et al. The impact of Balint work on alexithymia, perceived stress, perceived social support and burnout among physicians working in palliative care: a longitudinal study. Int J Occup Med Environ Health. 2019; 32: 53-63.

6) Van der Doef M, et al. The job demand-control (-support) model and psychological well-being: a review of 20 years of empirical research. Work Stress. 1999; 13 :87-114.

（佐土原 道人・牧石徹也）

3）研修医とバーンアウト

> **ポイント**
>
> ▶ 研修医時代は修練期間であるだけでなく，人生においても重要な出来事が起こる時期であり，身体的・精神的に負荷が大きい．
>
> ▶ 社会通念上の「理想の医師像」をそのまま引き受けるのではなく，自身の医師としてのアイデンティティを築くことが大切．
>
> ▶ 良好な研修環境は医師のバーンアウト低減につながる．

◉ 理想の医師像とのギャップ

　研修医時代は医師としての技量を身につけるための大切なトレーニング期間であると同時に，プライベートにおいても自身の結婚や出産，子育て，親の介護や死など，多くの重要な出来事が起こり得る時期でもあります．

　そしてまた，ヒーラー（癒し人）としての役割を担う医師という職業になるための研修というプロセスは，長い歴史の中で人々の心に染み付いた「医師は"無謬"（絶対に間違いを起こさない）である」といった神話を否応なく受け入れていくプロセスでもあります．「無謬」とまではいかずとも「社会が求める理想の医師像」や「自身が求める理想の医師像」と現実の間で苦悩する医師の姿は多くの小説にも描かれています．自らの医師としてのアイデンティティが固まっていない研修医には，このことが時に大きな心理的負担となり得ます[1]〔6）「医師であること」（→P.80）を参照〕．

　研修医に限りませんが「他者を癒すためには，まず自分自身を癒さなければならない」ことが重要です．自分の健康管理を疎かにしては患者さんの健康管理をする資格がないという当たり前のこと（しかし難しいこと）を改めて（自分自身も，職場の上司や同僚も）認識する必要があります．そして同時に社会の医師に対する認識（神話）についてもより現実的なものに変えていく必要があります．例えば患者さんご家族への勤務時間外での病状説明など，細かいことかもしれませんが，少なからず医師（特に若手医師）の負担になっていると感じます．

◯ 研修医におけるバーンアウトの蔓延

第1章❷の1）「バーンアウトの疫学」（→P.14）でも触れていますが，報告によってばらつきはあるものの，**およそ半数の研修医**〔レジデント（初期研修医に相当）とフェロー（専攻医）〕**がバーンアウトの症状に苦しんでいる，苦しんだことがある**と回答しています．うつ症状も同程度に認められ，過去1年以内に希死念慮を抱いたことがあるとの回答も1割程度，見られています[2]．これらの研究は多くが米国やカナダからのものであり，必ずしも我が国でも同程度であるとは言えませんが，現場の肌感覚としては当たらずとも遠からずと感じます．我が国においても全国規模の調査が行われつつあり，結果について注視していく必要があります[3,4]．

◯ 職場環境と研修医のバーンアウト

前項「職場環境とバーンアウト」の中で職場環境を規定する要因には「ジョブ・デマンド」と「ジョブ・リソース」があることをご紹介しました．研修医においては，通常のジョブ・デマンドに加えて**「研修（トレーニング）」としてのデマンド**が加わり，概して過重労働となりがちです．**過重労働と睡眠不足**は研修医のうつ症状の有病率と相関することが報告されています[5]．回診の準備や調べ物，月に何度も回ってくる当直業務，そして何十例もの症例を登録しなければ研修を修了できません．怒っている患者さんなどには不慣れな感情労働もこなさなければなりませんし〔4〕「Difficult patient encounterとバーンアウト」（→P.61）を参照〕，学会発表やケース・レポートを書くように指導されることもしばしばあります．

これに加えてどこの職場にも**「隠れたカリキュラム（hidden curriculum）」**が存在します．これは公式に明文化されていないその研修環境における暗黙のルールのようなもので，それが良いものであればデマンドを軽減する効果が期待される一方，時に身体的・精神的ストレスとなり得ます．例えば，忙しくしている研修医ほど優秀であると見なされる風潮や，忘年会では研修医が皆の前で余興をしなければならない，などが挙げられるかと思います．

一方のジョブ・リソースの方はと言えば，こちらも研修医は恵まれているとは言えません．研修医は労働量や内容をコントロールできないことがほとんどであるためです（低いジョブ・コントロール）．

◉ 職場がとり得る対策

　研修医が自身の研修環境を良好であると感じることは，バーンアウト有病率の低下と関連するとの報告があります[6]．まずは**研修医への高いジョブ・デマンドを適切に調整する**ことが必要です．前項でも述べた通り，高いジョブ・デマンドを与える場合には同時に高いジョブ・コントロールを提供する必要があります．指導医には個人の状況に応じた研修内容の調整が求められます．その過程で他の研修医から不公平感を訴えられることもあるでしょう．そのような際にはそれを絶好の機会ととらえ，働きやすい職場とはどのような職場か，医師のwell-beingとはどのようなものか，どうすれば達成できるのか，などについて話し合ってみてはいかがでしょうか．そしてまた，隠れたカリキュラムについても，引き継いでいくべきものなのか，是正すべきものであるかを見直す必要があります．

　また，**上級医からのこまめで質の高いフィードバック**が研修医のバーンアウト有病率やうつ症状有病率の低下と関連するとの報告があります[3]．前項で述べた「**メンターシップ**」や「**スポンサーシップ**」**制度**を職場で開始・拡充することも望まれます．

　これらの対策はいずれも研修医自身ができることではありません．未来ある彼ら彼女らのために，研修施設の責任者や指導医の方々にぜひ取り組んでいただきたいと思います．

引用・参考文献

1) Thomas JC. Re-visioning medicine. J Med Humanit. 2014; 35: 405-422.
2) Dyrbye LN, et al. Burnout among U.S. medical students, residents, and early career physicians relative to the general U.S. population. Acad Med. 2014; 89: 443-451.
3) Matsuo T, et al. Resident Burnout and Work Environment. Intern Med. 2021; 60: 1369-1376.
4) Nishizaki Y, et al. Relationship between COVID-19 care and burnout among postgraduate clinical residents in Japan: a nationwide cross-sectional study. BMJ Open. 2023; 13: e066348.
5) Pereira-Lima K, et al. Residency Program Factors Associated With Depressive Symptoms in Internal Medicine Interns: A prospective Cohort Study. Acad Med. 2019; 94: 869-875.
6) van Vendeloo SN, et al. Resident burnout: evaluating the role of the learning environment. BMC Med Educ. 2018; 18: 54.

（佐土原 道人・牧石徹也）

4）Difficult patient encounter とバーンアウト

ポイント

▶ Difficult patient encounter は医師のバーンアウトを惹起する.

▶ "Difficult patient encounter" と医師が判断する背景には，患者要因のみだけでなく，医師要因・状況要因が存在する.

▶ バーンアウトを回避するためにも，difficult patient encounter に対する適切な対処法を修得する必要がある.

▶ 具体的な対処法には，要因分析に基づく分析，自己や状況の省察，BATHE 法，CALMER Approach などの技法がある.

○ Difficult patient encounter がもたらす問題 ―医師のバーンアウト―

　Difficult patient とは，**担当医に強い陰性感情**，すなわち「イライラする」「嫌だ」といった感情を引き起こす患者と定義され[1]，その診療を「Difficult patient encounter」と言います.諸外国におけるプライマリ・ケア・セッティングでの調査では，difficult patient encounter は**外来患者の約15%**を占めるとされ[2,3]，医療者であればしばしば遭遇することが予想されます.Difficult patient encounter への対応は臨床現場に多くの問題をもたらし，**本来の診療目的の阻害**となることが知られています[4,5].特に，difficult patient encounter により，医師のバーンアウトは約12倍になるとさえ言われています[4].Difficult patient encounter は，対峙している患者が身体化症状を呈したり，過度な説明・検査・治療を担当医に要求したりすることにより，担当医に疲労やストレスを生じさせ，さらには**バーンアウトを生じる**ことが知られています[4,6].

　また，問題は担当医へのバーンアウトに留まらず，患者側においても，受診後の満足度の低下，症状の悪化を惹起，そして医療機関への受診回数が増加する傾向があり[7]，頻回な受診により医療コストが増大します.また，difficult patient encounter は診断エラーとの関連が高く，特に複雑性が高い症例であれば，それは顕著になります[8,9].

　先述のように，difficult patient encounter は日常診療でしばしば経験することであり，臨床医としては避けることは難しいです.では，医療者自身が difficult patient encounter に直面し，その結果バーンアウトしないようにするためには，どのようにすれば良いのでしょうか.

● Difficult Patient の要因分析と対応方法

Difficult patient encounter の要因には「患者要因」「医師要因」「状況要因」があり[7]，**決して患者だけの問題ではありません**[10]．Difficult patient encounter への対応には，自分自身が陰性感情を感じる要因を客観的に分析することが重要です[11,12]．

以下に，difficult patient の要因（患者要因，医師要因，状況要因／ 図2-4 ）と対応方法について述べていきます[3,7,11-13]．

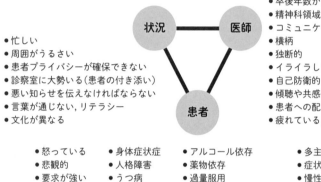

- 忙しい
- 周囲がうるさい
- 患者プライバシーが確保できない
- 診察室に大勢いる（患者の付き添い）
- 悪い知らせを伝えなければならない
- 言葉が通じない，リテラシー
- 文化が異なる

- 卒後年数が若い（卒後10年目以下）
- 精神科領域のトレーニングが不十分
- コミュニケーション能力不足
- 横柄
- 独断的
- イライラしている
- 自己防衛的
- 傾聴や共感が苦手
- 患者への配慮が足りない
- 疲れている，睡眠不足，急いでいる

● 怒っている	● 身体症状症	● アルコール依存	● 多主訴
● 悲観的	● 人格障害	● 薬物依存	● 症状が曖昧
● 要求が強い	● うつ病	● 過量服用	● 慢性疼痛
● 依存的	● 不安障害	● Drug-seeking	● 頻回な予約外受診
● 支配的	● 統合失調症	● 性的暴行	● 患者カルテが分厚い
● 非協力的	● 気分変調症	● ノン・アドヒアランス	● 医療への過度な期待

図2-4 Difficult patient の要因

i）患者要因

［怒っている患者］

Difficult patient encounter と言えば，怒っている患者をまず思い浮かべるかもしれません．怒っている患者に対して医師は防衛的になりがちです．しかし，自身のケアも含めた良い対応を行うためには，防衛的にはならず，**患者の感情変化をいち早く察知し，怒りの原因を特定する**ことが効果的です 表2-3 ．当然ながら，医療者側に問題があればそれを認め謝罪すべきですし，そうでない場合も患者の状況や感情を理解し，患者との協調を目指すべきです．患者も健康な時とは異なり，不安や

体調不良から普段よりも怒りやすい状況にあるのは容易に察しがつくでしょう. た
だし明らかに理不尽で暴力的な患者に対しては, 自分守ることを優先すべきであり,
危険を感じた時などはその場から離れることも必要です. 自分からはその場から離
れ難い場合には, 同僚からPHSなどにコールしてもらえる環境も重要でしょう.

表2-3 怒っている患者に対する医療者の行動

推奨される行動	避けるべき行動
怒りに対する自らの反応を省察する（感情の認識）	怒りを無視する
深呼吸をする（一旦冷静になる）	なだめる
怒りの原因を突き止める	怒りでかえす
患者の感情を正当化し, 理解したことを伝える（共感）	早まって患者の感情を正当化する
患者の怒りが妥当であれば, 謝罪する	
改善策を提案する	
対応が困難であれば, 一旦その場から離れる（PHSを鳴らす・鳴らしてもらう）	

[**患者パーソナリティー**]

　要求が強い, 依存的である, 大げさに振る舞うなどのパーソナリティーがある患
者に対しては, 医療者自身が冷静さを保つことが重要です. **患者が何を期待してい
るかを認識し, それが正当なものかどうか判断**します. 無理な要求に対しては, 断
固として「No」と言うことも肝でしょう. ある人格障害などの特定のパーソナリ
ティー患者に対しては, 患者教育の意味合いもあります. この「No」と言うために
は, 担当医のみならず, 看護師や医療事務などのメディカルスタッフチームでの情
報共有とコンセンサスを得ることで, 組織自体のバーンアウトを防ぐ必要がありま
す.

［ノン・アドヒアランス］

　検査や治療に対して非協力的なノン・アドヒアランス患者では，**I Message**（私メッセージ）**を活用**してはどうでしょうか．I Message とは，患者を説得する時などに，「"私なら"この検査を必ず受けます」「"私の"家族にも以前に同じような状況がありました」など，主語を「私」に置き換えて述べる技法で，時に効果的なコミュニケーション技法となります．また，説明を行う時にあえて切迫感を出すことは，検査や治療の重要性を認識させる一助となるでしょう **表 2 - 4** ．

表 2 - 4　ノン・アドヒアランス患者に対する医療者の行動

推奨される行動	避けるべき行動
I Message（私メッセージ）を活用する	コミュニケーション不足
切迫感を出す	アドヒアランスへの障害が予測できていない
患者の視点を理解する	患者を非難する
患者と医師の考え方に違いがあることを認識する	
アドヒアランスを妨げる因子を同定する	
患者 - 医師間で正確な情報伝達を行う（文章を用いた情報提供など）	
積極的に患者支援を行う（定期的な外来や電話によるフォロー）	

［身体症状症］

　身体症状症患者は，単に身体的異常や検査異常がないことの説明を受けたのみでは，ドクターショッピングを繰り返し，病者の役割（sick roll）を強化してしまう恐れがあります．症状に苦しんでいることに共感しつつ，疼痛閾値など神経化学的な説明を行ったり，「**BATHE 法**」[14] を用いたりすることが効果的です **表 2 - 5** ．特にBATHE法は，患者に自ら語らせ，それを共感的態度で聞くことで，医療面接自体に患者を癒す効果が生まれることを活用しています．具体的な聴取方法を **表 2 - 6** に示します．

表 2-5　身体症状症患者に対する医療者の行動

推奨される行動	避けるべき行動
定期的な診察を組む	不要な検査・専門医への紹介を繰り返す（sick role 強化）
問題点を絞って話をする	「どこも悪くないので，病院に来る必要はない」と告げる
患者の機能に着目する（BATHE 法）	症状のために苦しんでいることを理解しない
疼痛閾値など，神経化学的な説明を行う*	
不要な検査や紹介を避け，sick role 強化を回避する	
患者の努力を支持し，日常生活でできることを増やす	

*説明の例「脳内の化学伝達物質に変化が起こると，症状に対して非常に敏感になることがあります」

表 2-6　BATHE 法

Background（背景）	「あなたの身の回りで何か変わったことはありましたか」
Affect（気持ち）	「そのことについてあなたはどう感じていますか」
Trouble（困っていること）	「こうした状況であなたは何に最も困っていますか」
Handle（対処）	「どうしたらあなたはそれにうまく対処できますか」
Empathy（共感）	「がんばりましたね」

［頻回受診］

　受診回数の上位 3 ％の患者で，医師の仕事の17％を占めてしまうという報告から[15]，頻回に受診する患者への対応にはエネルギーが費やされ，その結果担当医はバーンアウトに陥ってしまうことは容易に想像できます．このような患者の中には，時に人格障害や虚偽性障害が潜んでおり，医師のみならず看護師や医療事務などの病院スタッフまで疲弊させます．先述の通り，**医療チームで共通の認識を持って対応**し，例えば担当医や受診日を統一する，予約時間での受診を徹底させるなどのルールを設けると良いでしょう．繰り返しになりますが，患者教育の視点からもこれらは重要です．

ⅱ）医師要因

[疲労]

医師は，過度の仕事による疲労困憊，睡眠不足，多忙な状況に陥りがちです．このような場合，バーンアウトに直結してしまいます．**十分な睡眠**をとり，ゆとりを持って仕事を行うことはプロフェッショナルとして重要です．

[コミュニケーションスキルの不足]

精神科診療やコミュニケーションに関するスキルが不足している医師は，患者をdifficult patient encounter と認識しやすいです．そのため，精神疾患の学習やコミュニケーション技法のスキルトレーニングを行い，自己研磨に努める必要があります．特に，精神疾患の診療が苦手という医師はなおのことでしょう．

[診断スキルの不足]

病態を把握できない時に，医師は自身の診断能力の低さに対する嫌悪感を無意識に患者に投影してしまい，患者が「difficult」だと勘違いしてしまうことがあります．その意味で診断能力を高めておくことは，difficult patient encounter であるなしにかかわらず，「difficult」と感じてしまう患者を減らし，患者‐医師関係を良好に保つためにもきわめて重要です．

[共感力]

共感（empathy）が不足している医師の場合，difficult patient encounter を感じやすいことが知られているます[16]．相手の置かれている立場を適切に認識する能力は重要です．

ⅲ）状況要因

[騒がしい環境]

成人患者の16％は付き添い人と外来を受診しますが[17]，診察室に患者およびその関係者が多数いる場合，患者‐医師関係の構築が難しくなることがあります．周囲がうるさい，患者のプライバシーが確保できないなどの状況でも同様です．付き添い人には診察室の外で待機してもらい，まず患者‐医師関係を構築した後に，改めて付添人にも説明しても良いでしょう．

［悪い知らせ（bad news telling）］

　悪い知らせは，時に患者の将来への見通しを根底から否定的に変えてしまいます．このような悪い知らせを伝える時，患者が受けるストレスの強さと医師が受けるストレスの強さは相関することが知られています[18]．悪い知らせを予告し，段階的に示していくことで患者は心の準備ができるかもしれません．例えば，「次回の診察時ですが，ご家族の方と一緒にお話をさせてもらえませんか？」などを述べるのも良いでしょう．事実に基づかない楽観的憶測は決して提示すべきではありませんが，希望が持てる情報も含ませつつ，説明に十分な時間を取ることが必要です **表2-7** ．

表2-7　悪い知らせ（bad news telling）をする医療者の行動

推奨される行動	避けるべき行動
予想される反応や質問を，頭の中でシミュレーションする	面談を急いで行う
自分の感情を整える	自分の話したいことだけ伝える
最適な環境作りをする（プライバシーの確保，コメディカルの同席）	患者の解釈モデルを聴取しない
患者に予告をすることで，心の準備をする時間を与える*	ただ傍に座っていることで，その場をやり過ごそうと思う
十分な時間を取り，相手が理性面と感情面の両方で反応できるように待つ	
繰り返し説明をする	
希望が持てる情報を含ませる	

＊説明の例
「検査に異常が見つかったので，少し時間を取ってお話ししたいのですが」
「誰か同席を希望される方はいらっしゃいますか」

◯ Difficult patient encounterへの対応スキルを獲得するために

　医師は様々な患者と接する中でdifficult patient encounterへの対応を独学により修得していきますが，difficult patient encounterの対応経験は一様ではありません．また，difficult patient encounterへの対応は，患者と医師が一対一である，周囲からの助けを求められないなどの難しい状況下で行われることが多いため，他者からのフィードバックを受ける機会が少ないです．Difficult patient encounterへの対応スキルを獲

得するためには，日常的に difficult patient encounter の要因・対応を考察し，数少ないフィードバックを有効に活用すると良いと思われます．また，安全な状況下で事例を経験できるシミュレーション教育やワークショップなど，対処法を修得する機会の充実が求められています[19-21]．さらには，difficult patient に対峙した時に生じる陰性感情に対して，自己の感情をうまくコントロールするための方略の一つとして，「CALMER Approach」があります **表2-8** ．

表2-8 CALMER Approach

Catalyst for change	行動変容を起こすための助言をする
Alter thoughts to change feelings	陰性感情の理由を考察し，診察への影響を考える
Listen and then make a diagnosis	イライラした時こそじっくり話を聞く
Make an agreement	ちょっとしたことでも同意をする
Education and follow-up	次の診察までの目標を立てる
Reach out and discuss feelings	同僚とシェアする

　このアプローチは difficult patient に対峙した時に，自分を落ち着かせつつも患者中心の医療を展開するアプローチ方法です[22]．特に陰性感情を抱く場合，速やかに診療を切り上げたいと感じるでしょう．でもそんな時こそ，じっくりと話を聞こう，自分に対してメタ認知を行ってはどうでしょうか．自分が陰性感情を抱いた理由を分析することで解決する問題もあります．何よりも最も困っているのは患者本人であり，そのためにできることが何か，発見できるかもしれません．さらに，このような経験を同僚とシェアすることをお勧めします．言語化することで自分の振り返りが深まるだけではなく，同僚からのコメントに新たな気づきがあり，同僚にとっても学びの機会になるでしょう．

引用・参考文献

1) Groves JE. Taking care of the hateful patient. N Engl J Med. 1978; 298: 883-887.

2) Jackson JL, et al. Difficult patient encounters in the ambulatory clinic: clinical predictors and outcomes. Arch Intern Med. 1999; 159: 1069-1075.

3) Hull SK, et al. How to manage difficult patient encounters. Fam Pract Manag. 2007; 14: 30-34.

4) An PG, et al. Burden of difficult encounters in primary care: data from the minimizing error, maximizing outcomes study. Arch Intern Med. 2009; 169: 410-414.

5) Hahn SR. Physical symptoms and physician-experienced difficulty in the physician-patient relationship. Ann Intern Med. 2001; 134: 897-904.

6) Marquez-Cunningham D, et al. Physician Burnout in a Rural Kansas Community. Kans J Med. 2019; 12: 109-116.

7) Haas LJ, et al. Management of the difficult patient. Am Fam Physician. 2005; 72: 2063-2068.

8) Mamede S, et al. Why patients' disruptive behaviours impair diagnostic reasoning: a randomised experiment. BMJ Qual Saf. 2017; 26: 13-18.

9) Schmidt HG, et al. Do patients' disruptive behaviours influence the accuracy of a doctor's diagnosis? A randomised experiment. BMJ Qual Saf. 2017; 26: 19-23.

10) Hinchey SA, et al. A cohort study assessing difficult patient encounters in a walk-in primary care clinic, predictors and outcomes. J Gen lntern Med. 2011; 26: 588-594.

11) Steinmetz D, et al. The 'difficult patient' as perceived by family physicians. Fam Pract. 2001; 18: 495-500.

12) Smith RC, et al. Primary care clinicians treat patients with medically unexplained symptoms: a randomized controlled trial. J Gen Intern Med. 2006; 21: 671-677.

13) Adams J, et al. The general approach to the difficult patient. Emerg Med Clin North Am. 1998; 16: 689-700, v.

14) McCulloch J, et al. Psychotherapy in primary care: the BATHE technique. Am Fam Physician. 1998; 57: 2131-2134.

15) Carney TA, et al. Frequent attenders in general practice: a retrospective 20-year follow-up study. Br J Gen Pract. 2001; 51: 567-569.

16) Tamura H, et al. Association Between Physician Empathy and Difficult Patient Encounters: a Cross-Sectional Study. J Gen Intern Med. 2022. Online ahead of print.

17) Schilling LM, et al. The third person in the room: frequency, role, and influence of companions during primary care medical encounters. J Fam Pract. 2002; 51: 685-690.

18) Takayama T, et al. Relationship between outpatients' perceptions of physicians' communication styles and patients' anxiety levels in a Japanese oncology setting. Soc Sci Med. 2001; 53: 1335-1350.

19) Shikino K, et al. Usefulness of a short training seminar on how to handle difficult patients in simulated education. Adv Med Educ Pract. 2019; 10: 483-491.

20) Martin EB Jr, et al. Clinicians' recognition and management of emotions during difficult healthcare conversations. Patient Educ Couns. 2015; 98: 1248-1254.

21) Bressmann T, et al. Use of simulated patients for a student learning experience on managing difficult patient behaviour in speech-language pathology contexts. Int J Speech Lang Pathol. 2012; 14: 165-173.

22) Cannarella Lorenzetti R, et al. Managing difficult encounters: understanding physician, patient, and situational factors. Am Fam Physician. 2013; 87: 419-425.

（鋪野紀好）

COLUMN 3

自分や同僚が診断エラーに遭遇した時
―心理的安全性に配慮した事例の振り返り―

　診断エラーとは,「患者の健康問題について正確で適時な解釈がなされないこと, もしくはその説明が患者になされないこと」と定義されています[1]. 米国のプライマリ・ケア外来に受診した成人患者を対象とした調査研究[2] では, 対象者の15.6%が「医師が診断エラーを犯した」, 13.4%が「診断の誤りがあった」と回答しており, 診断エラーは決して他人事ではなく, 医師であれば誰もが直面する可能性があることがわかっています[1].

　もし自分が, あるいは同僚が診断エラーに遭遇してしまった時を想像してください. 診断エラーが患者の不利益になることは自明ですが, 診断エラーに対峙した医師は, その事実に対して重大な責任を感じ, 十字架を背負うことになるかもしれません. そのため, 個人ならびに組織全体で診断エラーの再発を防止する観点から, **事例の適切な振り返り**が必要になります.

　ここでキーワードになるのが**「心理的安全性」**(psychological safety) です. 心理的安全性とは, 組織の中で自分の考えや感情を安心して発言できる状態を指します[3]. 診断エラーやM&M（mortality & morbidity）カンファレンスのように, センシティブなテーマを扱う場合, 該当者の心理的安全性に配慮をしつつ, 事例の振り返りを行わなければなりません. そのためには**失敗を「恥」と捉えるのではなく, 失敗は「学びのための絶好の機会」ととらえる風土**が必要です. 失敗は誰にでも起こり得ること, そこから学びを得ることが重要であること, さらには失敗を責めない風土（no blame culture）を心がけましょう. 特に, 組織のリーダーなどの熟達者が率先して上記を示すことが, いざという時に心理的安全性を確保するための方略になるかもしれません.

引用・参考文献

1) Committee on Diagnostic Error in Health Care; Board on Health Care Services; Institute of Medicine; The National Academies of Sciences, Engineering, and Medicine; Balogh EP, et al eds. Improving Diagnosis in Health Care. National Academies Press, 2015.
2) Kistler CE, et al. Patient perceptions of mistakes in ambulatory care. Arch Intern Med. 2010; 170: 1480-1487.
3) Edmondson A. Psychological safety and learning behavior in work teams. Adm Sci Q. 1999; 44: 350-383.

（鋪野紀好）

5）職場におけるハラスメント

ポイント

▶ ハラスメントは，バーンアウトのリスクを高める.

▶ グレーゾーンを意識することが大切である.

▶ ハラスメント対策には，啓発，相談窓口の設置や事後の対応だけではなく心理的安全性があり，学習と成長を称賛し感謝し合う職場文化を育てることが大切である.

◎ハラスメントの定義と法制

ハラスメントは，法的には「特定の人に向けられた（通常，反復的または執拗な），同人をいらだたせ，不安を感じさせ，またはかなりの苦痛を生じさせる，かつ正当な目的を有しない言葉，行為または行動」と定義されます[1].

セクシュアルハラスメント（以下，セクハラ）は，米国で1970年代にフェミニストにより考案された言葉であり，1964年Catharine MacKinnonは公民権法の性差別に当たるとし，その主張を「差別アプローチ」と呼びました．一方EU（欧州連合）は1991年欧州委員会「労働における女性および男性の尊厳の保護に関する勧告」および付属行動準則で，セクハラを基本的に人の尊厳の侵害としました．前者は「米国型差別禁止パラダイム」，後者は「大陸型尊厳パラダイム」と呼ばれ，日本は後者に属する人格権アプローチがとられています[1].米国を除く仏英独日では，労働法によりハラスメント防止と被害者保護が図られています[1].

我が国では，2019年「女性の職業生活における活躍の推進に関する法律等」の一部改正が通常国会で成立し，これにより「労働施策総合推進法」が改正され，職場における**パワーハラスメント**（以下，パワハラ）**防止のために雇用管理上必要な措置を講じることが事業主の義務**となりました．あわせて「男女雇用機会均等法及び育児・介護休業法」においても，セクハラや妊娠・出産・育児休業などに関するハラスメントに係る規定が一部改正され，防止対策の強化が図られ，2020年6月1日から施行されました．さらに2022年4月1日からパワハラ防止措置が全企業に義務化されました．セクハラ，妊娠・出産・育児休業などに関するハラスメント防止や，顧客などからの著しい迷惑行為や就活等セクハラにも対応することが求められています[2].

厚生労働省は，職場のパワハラとは，職場において行われる①優越的な関係を背景とした言動であって，②業務上必要かつ相当な範囲を超えたものにより，③労働者の就業環境が害されるものであり，①から③までの3つの要素をすべて満たすものとしています[3]．またパワハラには，6つの類型があり，①身体的な攻撃，②精神的な攻撃，③人間関係からの切り離し，④過大な要求，⑤過小な要求，⑥個の侵害とされています[3]．

また同省は，セクハラとは，「職場」において行われる「労働者」の意に反する「性的な言動」により，労働者が労働条件について不利益を受けたり（対価型），就業環境が害されたり（環境型）することとしています[2,3]．

妊娠・出産・育児休業等ハラスメントとは，上司・同僚からの言動（妊娠・出産したこと，育児休業，介護休業等の利用に関する言動）により，妊娠・出産した女性労働者や育児休業・介護休業などを申し出，取得した男女労働者の就業環境が害されることを言い，「①制度等の利用への嫌がらせ型」と「②状態への嫌がらせ型」に分けられます[2,3]．**表2-9**．

表2-9 厚生労働省のパワハラ，セクハラ，妊娠・出産・育児休業等ハラスメントの定義

〈職場のパワハラ〉
1．優越的な関係を背景とした言動
2．業務上必要かつ相当な範囲を超えたもの
3．労働者の就業環境が害されるもの

〈職場および就活等セクハラ〉	
対価型	「性的な言動」により，労働者が労働条件について不利益を受けること
環境型	「性的な言動」により，就業環境が害されること

〈妊娠・出産・育児休業等ハラスメント〉
1．制度等の利用への嫌がらせ型
2．状態への嫌がらせ型

◉ ハラスメントの実態とバーンアウト

　2020年10月の厚生労働省の実態調査（企業調査6,426件と労働者等調査8,000名のアンケート調査）によれば，過去 3 年以内にパワハラを受けたと回答した労働者は31.4%，顧客等からの著しい迷惑行為は15.0%，セクハラは10.2%でした．過去 5 年間に，妊娠・出産・育児休業等ハラスメントを受けたのは26.3%で，育児に関わる制度を利用しようとした男性労働者の中で，育児休業等ハラスメントを受けたのは26.2%，就活等セクハラを経験した者は25.5%でした[4]．企業調査では，過去 3 年間で顧客等からの著しい迷惑行為が増加しましたが，他のハラスメントは減少しました[4]．

　全国医師ユニオンの「勤務医労働実態調査2017」（アンケート調査1,803名）によれば，勤務中にパワハラを受けたことがある医師は35.9%で，セクハラを受けたことがある男性医師は2.3%，女性医師は25.7%でした[5]．2008年の愛知県下病院184病院のアンケート調査では，患者およびその家族からの病院に勤務する職員へ暴言，暴力およびセクハラは72.8%の病院で見られ，看護職がより多くハラスメントにさらされており，医師または事務職がそれに続きました[6]．2020年の中規模総合病院調査では，患者およびその家族からの病院に勤務する職員へのセクハラは職員478人中42.7%で経験がありました[7]．調査方法が違うので一概には言えませんが，一般企業での顧客等からの著しい迷惑行為に相当すると考えられる医療機関での患者およびその家族からのハラスメントは大変頻度が高い結果でした．

　我が国でハラスメントとされているものは，海外では差別，いじめ，暴力・暴言およびセクハラとして報告されています．12か国の研修中のレジデントへのいじめは30〜89%に見られ，上級医からの言葉の暴力が最も多く，研修医のwell-beingと患者の安全のために，これらを減らすような職場の環境改善が求められています[8]．

　米国の救急医療で働くレジデント6,503名の調査では，45.1%が職場で何らかの不当な扱いを受けており，ジェンダー（社会的・文化的な性）差別，人種差別，暴力およびセクハラは患者とその家族からが最多でしたが，妊娠や子供がいることについての差別は，上級医や同僚から多く見られました[9]．

　また，ハラスメントとバーンアウトの関連が調査されており，米国の一般外科レジデント7,409名への調査では，女性の65.1%がジェンダー差別，19.9%がセクハラを報告し，全体では患者とその家族によるジェンダー差別と人種差別，指導医によるセクハラと暴言・暴力が多く見られました[10]．不当な扱いを受けたレジデントは，そうではなかったレジデントと比べて，バーンアウトの症状報告者の割合（オッズ比

2.94）および自殺念慮者の割合（オッズ比 3.09）が高く見られました[10]．米国の医師 6,512 名への調査では，患者，家族および訪問者による女性医師と少数民族に対する不当な扱いが多く，バーンアウトの症状報告者割合は不当な扱いに関連しましたが，性差には関連しませんでした[11]．

● ハラスメントの対策とグレーゾーン

パワハラ対策として厚生労働省は，事業主に，　表2-10　のような措置を求めています[2]．

表2-10　厚生労働省のパワハラ対策

1．ハラスメントの内容，方針，行為者への厳正な対処方針の明確化およびその周知・啓発
2．相談窓口の設置
3．事後の迅速かつ適切な対応
4．労働者のプライバシー保護と不利益な取り扱いをされないことの周知啓発

セクハラについては，「男のくせに根性がない」「女には仕事を任せられない」などの性別役割分担意識に基づく言動（海外では「**ジェンダー差別**」と言われているもの）も含まれます[2]．医師は立場上パワハラの加害者となりやすく，指導だと思っても相手にはパワハラと受け取られてしまうかもしれません（**グレーゾーン**）．そのギャップを認識し，自身の行動を再確認しましょう[12]．対策として，仕事上必要な指導などはメールや電話などではなく，対面で個別に話しましょう．

一方，部下が結託して上司を無視して仕事を妨げるのもパワハラとなります．また職場の飲み会は業務の延長と見なされますので，飲み会で「結婚して所帯を持たなければ一人前の仕事はできない」などプライベートを詮索して非難することはパワハラとなります．

ため息，舌打ち，腕組み，眉間のしわ，否定語の多用，あいさつを返さないなど，何気ないしぐさや態度もハラスメントの芽になります[12]．

○ハラスメント防止のための取り組み
―心理的安全性のある職場の文化を育てる

コミュニケーションの活性化や円滑化が必要と言われていますが[2]，ハラスメントを防止するだけでなく，学習し生産的な活動を促進する**心理的安全性**のあるチーミング（絶え間ないチームワーク活動）が求められます[13]．

「心理的安全性」とは，考えや感情について気兼ねなく発言できる雰囲気を言います．人は，**表2-11**の4つのイメージリスクによる対人不安のために意見を言えないことが多いと言われています[13]．反対意見が歓迎され，間違えを認めたり，助けを求めたりすることが可能な環境が好ましく，チームの中でお互いの**信頼と尊重**が必要です[13]．

表2-11　心理的安全性の4つのイメージリスク[13]

1．無知だと思われる
2．無能だと思われる
3．ネガティブだと思われる
4．邪魔する人だと思われる

あなたがリーダーであれば，心理的安全性のあるチームを作るために**表2-12**のような行動が望ましいです．

表2-12　心理的安全性のあるチームを作るための行動[13,14]

1．目標を強調する（価値観の共有）
2．直接話ができる親しみやすい人になる（共に学習する）
3．現在持っている知識の限界を認める（謙虚・誠実）
4．自分もよく間違うことを積極的に示す（失敗に対する寛容）
5．誠実で好奇心に溢れた直接的な問いや向上心を刺激する言葉を発する（参加を求める）
6．失敗は学習する機会であることを積極的に示す
7．具体的な言葉を使う
8．境界を設ける（非難されても仕方がない行為は何かを明示）
9．境界を超えたことについてメンバーに責任を負わせる （無責任で無鉄砲な行動に対して断固とした措置を必ず取る）

あなたがメンバーであれば，お互いを尊重し合う感謝の気持ちに満ちた職場文化を作るための工夫をしましょう 表2-13 .

表2-13 心理的安全性のあるチームでの工夫[15)]

| 1．チームの一人として行動（Be a team player） |
| 2．耳を傾ける（Listen to understand） |
| 3．情報を共有する（Share information） |
| 4．約束を守る（Keep your promises） |
| 5．患者やチームの身体的および心理的安全のために声を上げる（Speak up） |
| 6．他の人達とつながる（Connect with others） |
| 7．他の人達の価値観を尊重する（Walk in their shoes） |
| 8．他の人達の成長，努力，貢献を称賛する（Be encouraging） |
| 9．感謝の意を示す（Express gratitude） |
| 10．自身の成長に取り組む（Grow and develop） |

ハラスメントを防止しながら，**心理的安全性があり学習と成長を称賛し感謝し合うチームを作り参加を促す**ことが，バーンアウトの防止にも役立つでしょう．

引用・参考文献

1) 山﨑文夫．各国ハラスメント法制とわが国の現状．日本労働研究雑誌．2019；712：64-75.
2) 厚生労働省．職場におけるパワーハラスメント対策が事業主の義務になりました！
   https://www.mhlw.go.jp/content/11900000/000611025.pdf (Accessed Feb 14, 2023)
3) 厚生労働省．Noハラスメントあかるい職場応援団
   https://www.no-harassment.mhlw.go.jp/ (Accessed Feb 14, 2023)
4) 厚生労働省．「職場のハラスメントに関する実態調査」の報告書を公表します
   https://www.mhlw.go.jp/stf/newpage_18384.html (Accessed Feb 14, 2023)
5) 全国医師ユニオン．勤務医労働実態調査2017最終報告ダイジェスト版
   https://www.hokeni.org/docs/2018031600036/file_contents/180220_union_workingdr2017-D.pdf
   (Accessed Feb 14, 2023)
6) 天野 寛，他．暴言・暴力およびセクシャルハラスメントに関する愛知県下病院アンケート調査の分析．日本医療・病院管理学会誌．2011；48：35-47.
7) 今北哲平，他．中規模総合病院における患者および患者家族から職員に対するセクシュアルハラスメントの実態調査 ―相談行動の阻害要因も含めた検討―．労働安全衛生研究．2020；13：11-22.
8) Leisy HB, et al. Altering workplace attitudes for resident education (A.W.A.R.E.): discovering solutions for medical resident bullying through literature review. BMC Med Educ. 2016; 16: 127.
9) Lall MD, et al. Prevalence of Discrimination, Abuse, and Harassment in Emergency Medicine Residency Training in the US. JAMA Netw Open. 2021; 4: e2121706.
10) Hu YY, et al. Discrimination, Abuse, Harassment, and Burnout in Surgical Residency Training. N Engl J Med. 2019; 381: 1741-1752.
11) Dyrbye LN, et al. Physicians' Experiences With Mistreatment and Discrimination by Patients, Families and Visitors and Association With Burnout. JAMA Netw Open. 2022; 5: e2213080.
12) リクルートドクターズキャリア．最新 医師のハラスメント対策
   https://www.recruit-dc.co.jp/contents_feature/no2005b/ (Accessed Feb 14, 2023)
13) エイミー・C・エドモンドソン．野津智子（訳）．チームが機能するとはどういうことか．英治出版，2014．pp.150-194.
14) エイミー・C・エドモンドソン．野津智子（訳）．恐れのない組織 ―「心理的安全性」が学習・イノベーション・成長をもたらす．英治出版，2021．pp.190-228.
15) Chafetz LA, et al. Building a culture of respect for people. NEJM Catal Innov Care Deliv. 2020; 1.

（川嶋乃里子）

上司とソリが合わない ～ボス・マネジメントとは

　ボス・マネジメントとは，「**あなた自身，あなたの上司，そして会社**（ここでは組織）に**とって最も望ましい結果となるように，意識して上司と一緒に働くプロセス**」です[1]．あなたが，上司としっくりいかないと感じる時，**上司も人間であり強みもあれば弱みもあること**や，**上司とあなたの行動特性が違う**ことを思い起こしましょう[1]．上司を理解することは，あなたの仕事やチームがうまく機能するために必要です．

　上司の行動特性によって，あなたの行動を変えましょう．「自分がしてもらいたいように相手に接しなさい」というゴールデン・ルールではなく，「相手がしてほしいように相手に接しなさい」というプラチナ・ルールを使いましょう[2]．例えば，速いペースで直感型のワーク・スタイルが好きな上司（聞くタイプ）には，手短に的を絞って話をした方が良いです．一方，ゆっくりしたペースでデータを重視し形式を重んじる上司（読むタイプ）であれば，話し合う前にあらかじめ文書で大まかな議題を提出します[1,3,4]．あなた自身の強み・弱み，行動特性を知ることも必要です[4]．

　上司とあなたが仕事やお互いに対して持っている**期待を管理**しましょう．あなたが上司や現在の仕事に何を期待しているのか，上司に伝えましょう．上司が自分に何を求めているのかわからない場合は，その意図を上司に問うようにしましょう．期待の相互理解は重要ですが容易ではありません[2]．常により良い方向に相互理解を修正していく努力が必要です．上司が明確な指示を出さない場合は，自分の方で調整すべきです．自分で計画を立て，上司と共有し，承認を得る機会を作りましょう．上司には，個人的な目標以外に組織上の目標や上位部門からのプレッシャーがあるかもしれません[1]．上司の重要な関心事が何か，上司にとっての成功とは何かを直接尋ねる他，周囲の人や周囲の状況から情報を得ましょう．そして，上司の仕事を楽にするために何ができるかを考えましょう[2]．

　もしあなたが上司の判断に不満を覚えた時に敵対的に行動するような「反依存型」であれば，自分自身が過剰反応に陥っていないか考えましょう．逆に上司がまずい決定をしたときに怒りをこらえ従順にふるまう「過剰依存型」であれば，そのために損なわれたあなたと上司の能力を考えてみましょう[1]．どちらのタイプも上司が他の人と同じように不完全で間違いを犯し得ることを忘れています．**上司も部下もお互いの強みを活かし，弱みを補えば，より良いチームができます**．上司もあなたも時間と資源に限りがあり，これらを無駄遣いしないように心がけましょう．そのためには，上司がいつ連絡を

とりたいのか適切な時間と場所を見つけることが必要であるとともに，上司が必要とする情報が何かを知り，効果的・効率的に伝えるようにしましょう[2]．上司が知らない（知りたくないかもしれない）現場の悪いニュースを部下が敏速に，そして上手に伝えることもチームの成長に必要です[1]．

上司を管理する責任を負うということは，自分が**共同経営者**になることであると考えましょう．上司と協力して成果を上げられれば，あなたにも昇進のチャンスが訪れ，より強いチームを作れるでしょう[2]．

また，よく言われるように変えられないものは「他人」と「過去」，変えられるものは「自分」と「未来」です．限られた時間を有効に使って「未来」を自分にとってより良いもの変えるために，まずは「自分の変えられるところを変える」ことを意識してはいかがでしょうか．もちろん，「どうしてもソリが合わない」という場合には，職場をかえて別の扉を叩くのも良いでしょう．

引用・参考文献
1) ジョン P. コッター．上司をマネジメントする．Diamond Harvard Business Review． May 2010：48-59.
2) Vehar J. Manage Your Boss. Center for Creative Leadership, 2016.
3) ピーター F. ドラッカー．自己探究の時代．Diamond Harvard Business Review.. June 2010：160-164.
4) HRD. Everything DiSC®.
https://www.hrd-inc.co.jp/whatsdisc/ (Accessed Feb 14, 2023)

（川嶋乃里子）

6）医師であること

ポイント

▶ 医師という職業には業務を離れても期待される倫理観がある.

▶ 業務を離れた日常の人間関係においても「医師であること」はついてまわる.

▶ 医師という職業のやりがいの他に，本人の健康管理と周囲からのサポートによって「医師であること」を続けることができる.

◯ 医師という職業に伴う先入観＝期待される倫理観

　世の中には様々な職業がありますが，一部の職業においては，倫理観の欠如は許容されず，一般より高い水準での規範意識が要求されます．例えば，誰であっても犯罪は許されないものの，「警察官が罪を犯す」などという事態が起きれば，それはさらに重大な問題として認識されます．消防士の放火も然りです．どんな人であっても「してはいけない」ことに違いはありませんが，本来それを防ぐべき（職業の）人がそれらに加担するような社会では，私たちは安心して暮らせません.

　そこまで極端な話に異論を唱える人はいないでしょうが，教員が「ゴミ分別がうまくできない」というような場合はどうでしょう．「学校の先生」は立派な人であることが期待されているので，「教師であるにもかかわらず，ゴミ出しのマナーがなっていない」と，枕詞がついてしまうかもしれません.

　医師という職業もまた，人として高い倫理観を備えていることが期待されています．かつてのパターナリズム（paternalism）の象徴のような父性と母性の両者を兼ね備えた神様のような医師の存在は現実的ではないとしても，日常生活においても人格者としての振る舞いが期待されています．ディスコースとは，言葉についてまわる意味のようなものですが，**「医師である」ことにまつわるディスコース**[注] は世の中のいたるところに存在しています 図2-5 .

注）ディスコース：ここでは社会的に構成されるその言葉に内包される意味を示す.

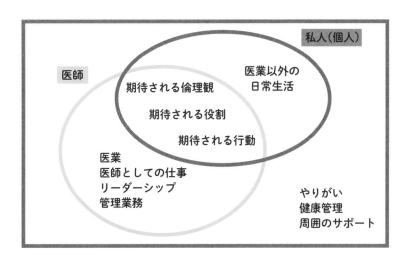

図2-5 「医師であること」を構成するもの

◯「医師なのに」というディスコース

「医師である」ことにまつわるディスコースは，職業と直接関係ない場合にも見られます．交通事故を起こした場合にも，山で遭難した場合にも，報道で「医師」という表記がついてまわることを，私たちは日常的に経験しています．ネガティブな出来事にまつわる場合には，「医師であるにもかかわらず」という印象を持たれます．プライベートの場面でも「医師らしく」振る舞うことが「当然」と見なされ，そこからの逸脱は「望ましくないこと」として認識されます．

新型コロナウイルス感染症の流行当初，いくつかの施設の医療者が集団での飲食を行い，結果としてクラスター認定されるということがありました．医療者の感染もしくは濃厚接触者認定は，所属する医療機関の診療制限を招き，対外的にも大きな影響を与えました．コロナ禍におけるその影響は甚大であり，当該施設のみならず，多くの医療機関でより厳重な「医療者としての自覚」が求められることとなりました．

日本医師会の「医の倫理綱領」[1) では，2番目に「医師は自らの職業の尊厳と責任を自覚し，教養を深め，人格を高めるように心掛ける」と挙げられています．注釈においては「**医業以外の日常生活における行動**にも留意すべきである」と述べられており，これは世間の期待とまさしく一致するところです．

●「医師だから」というディスコース

　医師，場合によっては医学生の段階であっても，日常生活の中で知り合いから何らかの医学的な質問を受けるという場面に遭遇するのではないかと思います．「病院に行ったらこう言われたのだけれどどう思うか」「子供がミルクを吐いたのだが受診しなくても良いか」など，その分野の専門でないにもかかわらず，そこまで親しくない人からも質問を受けたりします．

　新型コロナウイルス感染症流行に際して，まだほとんど情報のない時点から，周囲の人に意見を求められた医師は少なくないのではないかと想像します（「本当に怖い病気なのか」「予防接種は受けた方がいいのか」「知らないうちに罹患したのではないか」「この症状は新型コロナウイルス感染症の症状（もしくは予防接種の副反応）なのではないか」など）．まだ病気の概要もわからない時期です．「そんな（専門外の）ことまではわからない」と突っぱねたい気持ちはやまやまながら，それほど親しくない人にそこまでストレートに言っては角も立ちます．筆者は経験しませんでしたが，もしかすると「他より早く予防接種を打つ方法はないか」という質問を受けた医師もいたかもしれません．

　医師だからといって何らかの特権があるわけでもなく，むしろ日々院内感染の不安に直面しながら何とか業務をこなしている状況で，プライベートまで医療にまつわる話題に侵食されるというのは正直つらいところだと感じます．

● 医師という仕事自体のストレス

　改めて言うまでもありませんが，医師という仕事は重責を担っています．自らの判断や技術が患者の命や人生に直結することの重大性は，本質的には医師としてのやりがいにつながる部分です．しかしながら，いつそのような事態に遭遇するかもしれないという緊張感が，宿直や自宅待機を含めた長い拘束時間中，持続的に経験されることとなります．そのようなストレスにさらされているにもかかわらず，医師に対してのみ過労死ラインの2倍の時間外労働を容認する基準が示されたことに，衝撃を受けた医師も多かったのではないでしょうか．

　また，医師は医療現場でリーダーシップを求められる立場にあります．患者やその家族に対して，厳しい内容を告げなければならない場面も多く存在します．周囲の医療スタッフに対しても同様で，対人関係の調整を行い，医療行為全体の責任を

取る立場となります．通常業務の負荷に感情労働が加わることで，身体的・心理的負担はとても大きなものとなります．万が一，不測の事態が起きて係争に巻き込まれたりしたならば，許容量の限界を超えてしまうことが容易に想像されます．

　医師が「医師であること」を続けていられるのは，**医師という職業自体のやりがい**と本人の**健康管理**，職場の同僚・上司，家族など**周囲の人による情緒的な面を含めたサポート**のおかげだと筆者は考えます．いずれかが欠けても，医師であり続けることは大変難しくなるのではないでしょうか．そう考えると，自らの身体と周囲への感謝が，改めて認識されるのではないかと思います．

引用文献

1)　日本医師会．医の倫理綱領 医の倫理綱領注釈．平成12年2月．
　　https://www.med.or.jp/nichikara/kairin11.pdf (Accessed Feb 14, 2023)

（市橋香代）

7）日常のルーティン

ポイント	▶ 自分が行っているルーティンについて考えてみる.
	▶ 職場のルーティンを支えているのはスタッフ間のコミュニケーションである.
	▶ 自分の体調を維持するために日常生活でのルーティンを意識する.

● ルーティンとは

「ルーティン」という言葉を耳にすると，スポーツ選手がパフォーマンスを上げるために行う一連の所作を思い浮かべる人が多いのではないかと思います．ラグビー選手の卓越したキックの光景とともに，特徴的な一連の動きを記憶されている方もあるのではないでしょうか．もしかすると野球選手が試合前の朝食に必ずカレーを食べるという話を思い出す人もあるかもしれません．この言葉は日課や決まった手順で行われる仕事などを指し，業務上では毎回決まって行う作業がこれに該当します．医療場面では，基本的な鑑別診断のために行われる採血・尿検査などが「ルーティン検査」と呼ばれています．

さて，これをお読みになっている皆さんは，どのようなルーティンをお持ちでしょうか．朝起きて，まずどんなことをしますか．朝，必ず食べるようにしているものはあるでしょうか．電車通勤の人は，いつも乗る車両が決まっているでしょうか．職場に到着してから，最初にすることは何でしょうか．1日の仕事を終える前には，どんなことをチェックしていますか．帰り道で夕食のために立ち寄る場所があるでしょうか．家に着いたら，まず何をされるのでしょうか．コロナ禍以降，自宅に帰り着いた後に，入念に手洗いをしている方は多くなったのではないかと思います．
　プライベートの場面だけでなく，**職場でのルーティン**も多く存在します．医療者であれば，業務開始時に診療録の確認をしている人は多いと思われます．外来の前に前回の診療内容を確認している医師も多いでしょう．入院治療に携わっているのであれば，夜間など自分が不在の間の記録に目を通されるのではないかと思います．診察の前に病棟スタッフの懸念事項を確認してから病室に向かうようにしている医

師も少なくないでしょう．また，採血や点滴ルート確保などの処置の前に，駆血帯やシリンジなどの必要物品を，置き場所を決めて準備する人もあると思います．本人確認として，患者さん本人から名乗っていただく手順などは，インシデント予防の観点からも大切なルーティンです．

◯ 業務の中でのルーティン

　仕事で行われるルーティンは，省いていけないプロセスがほとんどです．ただ，それらの中には万国共通のものもあれば，職場ごとのローカルな取り決めも存在します．物品の場所を含めて，滞りなくルーティンが進められるよう注意を払っている人は多いでしょう．時として，ルーティンを見直した方がいい場合もあります．もしかすると新しく配属された人の方が改善方法に気づくことがあるかもしれません．ただし，たとえ効率的な改善であったとしても，職場での取り決めを変えるためにはチーム全体での合意が必要になります．

　コロナ禍においては，多くの職場で**ルーティンが変更**されたと思います．来院時に発熱や上気道症状がある患者さんをどこに案内するか，スタッフはどのような感染防御を行って診療に臨むか，入院後に新型コロナウイルス感染が発覚した場合には，本人のみならず他患者や病棟スタッフに対してどのような措置をとるのか．感染予防担当スタッフにとって，潜伏期間や感染期間などが明確ではない段階から，おおよその見通しを立ててルールを作り，それらを周知徹底していく負担は大きかったと思います．また個々の職員においても，刻々と内容が変更される取り決めを把握して患者さんのケアにあたることが大きなストレスになったことでしょう．加えて，感染予防の観点から，医療スタッフの日常生活にも様々な制約が発生したわけです．

　チームで作業を行う場合には，それぞれの役割で決められたことを行っていないと，全体の進行に支障が出ます．治療行為に影響が出るようなことがないよう，チーム内でルーティンを補い合って進めることが**インシデントの予防**にもつながります．業務上のルーティンを滞りなく進めるためには，**チーム内のコミュニケーション**が重要です．何らかの事情によりルーティンが行われなかったとしても，コミュニケーションによって修正ができれば，チーム内で補い合うことが可能となります．そのためには，各人のコンディション作りだけでなく，普段からのやりとりがとても大

切です．チーム内のスタッフの顔色や声の調子などがいつもとちょっと違うことなどに気づくことができれば，サポートの幅が随分と変わってくるように思われます．

○ プライベートでのルーティン

　一方でプライベート場面でのルーティンは，自分や家族によって決められます．こだわりすぎてあまりにも多くなると家族間でも齟齬が生じることがあるかもしれませんが，ここでは**セルフケアとしてのルーティン**を取り上げたいと思います．医療者の多くは，夜勤や宿直，時間外の呼び出しなどの不規則な生活を強いられています．その中で自分自身の日常生活のルーティンを保つことは，セルフケアの観点からも重要です．

　日中の忙しさを鑑み，万が一昼食が遅くなっても良いように，朝食をしっかりとるようにしている人もいるように思います．散歩やランニングなど一定の身体活動を取り入れている人もいるかもしれません．普段の生活の中で瞑想を取り入れることは難しいかもしれませんが，散歩をしながら周りの景色を眺めたり，ヨガなどでリラックスする時間を取るようにしたりしている人もいるでしょう．温泉とまではいかなくても，家のお風呂にゆっくり入ってリラックスすることでリフレッシュしている人は多いのではないでしょうか．

　仕事の他に家族のケアも担っている場合には，自分の時間を持つこと自体が難しい場合があります．それでもできるだけ規則正しく栄養バランスを考えた食事を摂取したり，過度の飲酒や喫煙を避けたり，可能な限り就寝時間を一定にして睡眠を確保するようにしたりなど，健康維持のためにできる自分なりのルーティンはいろいろ想定できます．コロナ禍で，気の置けない人たちとおしゃべりをしてストレスを発散する機会が減ってしまった一方で，オンラインでのやりとりが身近になって，かえってコミュニケーションがしやすくなった人もいるかもしれません．自分にできる範囲のルーティンを取り入れて，心身の健康維持に努めたいものです．

（市橋香代）

8）うつ病や不安障害

ポイント	▶ うつ病は周りが先に気づくこともある. ▶ ストレスの影響でうつ病が発症したり，適応障害になったりする. ▶ 医療者が遭遇する非日常的な心的外傷体験がPTSD症状を起こすことがある. ▶ 普段からのストレスマネジメントがレジリエンスにつながる.

○ うつ病

　うつ病は，**抑うつ気分と興味または喜びの消失**などの**うつ状態**によって特徴づけられる疾患です．食欲が低下して体重が減少したり，不眠や過眠，疲労感や気力の減退が続き，思考力や集中力が低下し，不適切な罪責感を持ったり，自分に価値がないと思ったりします．周囲からイライラとして焦燥が観察されたり，考えや行動がゆっくりになったりすること（制止）があります．症状の日内変動として，朝に最も調子が悪く，夕方以降になると少し楽になるというパターンを示す人もいます．**1日中このような状態が2週間以上毎日続く**と，**うつ病**と診断されます．同じような症状があってもそれが**持続せずうつ病診断に至らない場合**には，「**うつ状態**」と状態像で表現されます．

　職場においては，表情の変化の他に今まで遅刻がなかった人がよく遅れて来るようになったり，以前と比べて仕事に時間がかかるようになったりすることで気づかれることが多いです．うつ病の日本人における生涯有病率は6％程度，つまり17人に一人くらいの割合で，女性の有病率は男性の2倍ほどと言われています[1]．驚くべきことに，我が国の臨床研修医の30％が**うつ状態**を呈するという報告もあります[2]．

　うつ病の発症危険因子として，ストレスとなるようなライフイベントや**小児期の逆境的体験**（adverse child experiences：ACEs）[3] の他に，発症時点の周囲のサポートの乏しさなどが知られています．対人援助職の中には幼少期から大人のケアをするような経験をしてきた人が一定数含まれることを考えると，仕事上のストレスと相まってうつ病に至るリスクを有することは心に留めておいた方が良いかもしれません．

　うつ病治療の基本は**休養**です．中等症以上では薬物療法も必要となります．うつ

病になってしまうと症状の影響もあって自分の責任を必要以上に感じてしまい，自分だけで何とかしようとしがちです．こういった状況に陥らないためにも，**周囲に相談**することの重要性を普段から意識しておく必要があります．また，同僚の異変に気づいた場合にも，自分だけで何とかしようとするよりは，上司に相談するなどして本人が無理を続けないような環境を作っていくことが大切です．

　なお，うつ病と間違われやすいものに躁状態とうつ状態を繰り返す双極性障害があります．こちらは気分変動が症状の主体であり治療方法が異なります．明らかな躁状態であれば迷うことはないのですが，**軽躁状態は自分では認識しづらく**，本人は「調子がいい」「仕事ができる」「睡眠不足でも平気」などと認識しがちです．うつ状態になる時期より前に，普段と比べてやたらと元気な期間があった人などは双極性障害の可能性を考えておく必要があります．本人がなかなか認識しづらいような場合には，周囲からの指摘が役に立つこともあります．

◎ 不安障害

　現在用いられている精神科の診断分類DSM-5[4] では，不安障害（不安症）は特定の対象や状況（動物や自然環境，注射など）に対する恐怖症や社交不安症，パニック症，広場恐怖症などが含まれる概念です．仕事や経済状況，健康など多くの出来事について過度な心配が続く全般性不安症も含まれます．以前は不安障害としてまとめられていた心的外傷およびストレス因関連障害は，現在の分類では別のグループとなっています．ここでは臨床現場で遭遇することの多い心的外傷後ストレス障害と適応障害について説明します．

　心的外傷後ストレス障害（posttraumatic stress disorder：PTSD）は命の危険を感じるような外傷的な出来事に遭遇した後に発生する反応性の精神障害です．一般の人と異なり，医療者は外傷的な場面に遭遇する機会が多く，リスクが高いと考えられます．もちろん心的外傷を経験した人がすべてPTSDを発症するわけではありません．大規模災害などによる平均的なPTSDの有病率は8％くらいと考えられています．

　具体的な症状としては，外傷的な出来事の再体験（フラッシュバック），外傷にまつわる事象への回避や否定的な思考や感情（引きこもり行動や罪悪感などの陰性感情，遊びの抑制や陽性感情を表現することが減る），過覚醒（怒り・警戒心・驚愕反応・集中困難・睡眠障害）などが見られます．診断基準を満たすのは対人関係や社会機能の障害が見られる場合

のみですが，一部の軽い症状であれば心当たりのある医療者は少なくないのではないかと思います．治療の基本は自然回復の促進です．**こころの回復力は「レジリエンス」**と言われ，予防の観点からも注目されています．PTSD症状はこころの弱さからくるものではなく誰にでも生じる反応であることを理解し，孤独感ではなく安心や安全を感じられるような環境の中で回復は進みます．**直後に恐怖体験について語り合うディブリーフィング**[注)]は，PTSDの予防効果が現在は否定されており，かえって悪化させる場合もあることから勧められません[5)]．また，**ベンゾジアゼピン系の抗不安薬は病状を悪化させるリスクがある**ことから使用を避けた方が良いと言われています．そして，自己対処としてアルコールを使用する人がいることにも注意が必要です．

　PTSDの基準に該当するほどではないストレスに対して，不安や抑うつなどの反応性の症状が現れ，生活機能が低下する場合には，適応障害と診断されます．基本的にストレスとなった出来事が解消されれば症状も消退していきます．**環境調整**で対応できるような場合は良いのですが，日常生活で多く起こり得るような出来事がストレスと認識されてしまうような人の場合には，**本人のストレス耐性を高める**（ストレス・コーピング）ことで適応力を上げる必要があります．また，**ストレスに対する認識を変える**ことで余計な感情の負荷を受けないようにしていくことも大切です．普段から**ストレスマネジメントを意識した生活**をすることがレジリエンスを高めることにもつながります〔❷「自らを守る〜ストレスマネジメントとは〜」（→P.115），2）「レジリエンスと Sense of Coherence（SOC）」（→P.121）を参照〕．

注）　ディブリーフィング：災害時に自分の体験についてグループで話し合い，トラウマ反応に関する心理教育などを行う手法で，PTSD予防のために欧米の警察や消防，軍隊などで行われてきた．

引用・参考文献

1) 川上憲人．精神疾患の有病率等に関する大規模疫学調査研究：世界精神保健日本調査セカンド．総合研究報告書．厚生労働省厚生労働科学研究費補助金（障害者対策総合研究事業）（H25-精神-一般-006）国立研究開発法人日本医療研究開発機構 障害者対策総合研究開発事業（精神障害分野）（15dk0310020h0003）．2016．30-66．

2) 瀬尾恵美子，他．初期研修における研修医のうつ状態とストレス要因，緩和要因に関する全国調査―必修化開始直後との比較―．医学教育．2017；48：71-77．

3) Chapman DP, et al. Adverse childhood experiences and the risk of depressive disorders in adulthood. J Affect Disord. 2004; 82: 217-225.

4) 日本精神神経学会（日本語版監修）．DSM-5 精神疾患の診断・統計マニュアル．医学書院，2014．pp.187-288．

5) 厚生労働省．災害時地域精神保健医療活動ガイドライン．2003．14-15．
https://www.mhlw.go.jp/houdou/2003/01/dl/h0117-2b.pdf (Accessed Feb 14, 2023)

（市橋香代）

9）女性医師とバーンアウト

ポイント
- ▶ 女性医師のバーンアウトは男性医師よりも多い.
- ▶ 家庭と仕事の両立における葛藤が女性医師のバーンアウトの予測因子となる.
- ▶ 家族のケアを経験した医師のキャリア継続が, 将来の働きやすい職場につながることを期待する.

◯ 女性医師のバーンアウト

　バーンアウトは, 仕事における慢性的な感情疲労から, 患者を人としてではなくモノであるかのように感じて働きがいを感じられなくなる状態です. 仕事への不満や疲労, ストレス, うつ状態と関連はしていますが, それらとは異なる概念です. 医療現場において, インシデントの発生や患者に対するケアの質の低下などにつながり得ることから, 医療経済的側面も含めて近年注目されています. 米国においては医師のバーンアウトが約50％に見られ, 勤務時間や他の要因を調整してもなお, 他の職種に比べて多かったと言われています[1].

　とりわけ**女性医師のバーンアウトは男性医師に比べても多い**とされており, バーンアウトのリスクは21歳未満の子供がいると54％増加すること, 医師以外の医療者として働くパートナーを持つと23％増加することなどが明らかにされています[1]. またノルウェーの調査では, 男性医師では仕事量が最も強いバーンアウトの予測因子だったのに対して, **女性医師においては仕事と家庭の両立における葛藤が特に強いバーンアウトの予測因子**でした[2].

◯ マイノリティである我が国の女性医師

　経済協力開発機構 (Organisation for Economic Cooperation and Development : OECD) の調査では, 2018年の我が国における女性医師の比率は21.8％で加盟国の中で**最下位**でした[3]. もちろん若い世代において女性医師は多くなってきており, 2020年には22.8％と徐々に増えてきてはいます[4]. ただ, 35歳未満においても我が国の女性医師の比率が最下位であることに変わりはありません[3].

一部の医科大学における入学試験の合格基準の性差が問題になったことを記憶している方もあると思います．これは我が国における女性医師数が必要以上に抑制されてきたことを物語っています．出産や子育てを機に離職する女性医師が少なくない中で，我が国の女性医師は他国と比較してもより「マイノリティ」の立場で働いていることになります．国会議事堂の話を持ち出すまでもなく，かつては医学部の講義棟で女子トイレの数が極めて少ないということがありました．また女性医師に限った話ではありませんが，男女共用の当直室の環境にストレスを感じた経験を持つ医師は少なくないと思われます．

●「仕事と家庭の両立」は女性の課題になりがちである

　女性問題は往々にして「結婚・出産・子育て・介護」と「仕事と家庭の両立」という文脈で語られがちです．不妊治療は診療報酬化されて，今後ますます多くなることが見込まれます．パートナーと一緒になって治療に取り組んだとしても，治療の際に仕事を休むほどの身体的影響を受けるのは女性です．めでたく妊娠したとして，どのタイミングで周囲に伝えるかも悩ましい問題です．妊娠の事実を同僚に伝えた際，祝福の言葉までのわずかなタイムラグに周囲の負担を慮り，複雑な気持ちになってしまうことがあるかもしれません．同僚に知られることなく悪阻に苦しんだり，切迫流産を心配したりしながら，一方で無理をして休職する羽目になったらもっと周りに迷惑をかけてしまう，などと思い悩みつつ，産休までの日数を数えている人は少なくないように思います．

　無事出産し，育児休暇を取得するとします．育休明けに復帰しようとしても，恵まれた環境にいる人は別として，子供が通う保育園が見つからなければたいていの人は仕事に行くことができません．制度が整っていないために保育園が決まる前に職場復帰の手続きを開始しなくてはならないこともあります．育休代替職員の任期への影響も気になります．自らのコントロールが及ばない状況下での職場とのやりとりに神経を使うことになります．

　一つ一つが障害物のように立ちはだかり，無事復帰するまでがひと山です．このような場面での困難を周囲に認識してもらう際に，女性比率の低さがボディブローのように効いてきます．例えば看護職のように女性が多い職場であれば，これらの困難は多くの人が通ってきた道としてあらかじめ認識されており，改めて説明するまでもないかもしれません．

さらに，新型コロナウイルス感染症の流行下では，子供の急な発熱，保育園での感染者発生に伴う休園，家族内での濃厚接触者発生などにより休務を要する事態が多く発生しました．中には子供が順次濃厚接触者に認定されて，なかなか自宅待機が終わらなかった人もいたと思います．普段から保育園の送迎などで業務を時間内に切り上げなくてはいけないプレッシャーを抱えて働いている人にとって，コロナ禍でその心的負担がより顕著になったと言えます．

　もちろんこれらは女性医師に限った話ではなく，男性医師の中にも綱渡りのような生活をされていた方があるでしょう．また，子育てに限らず介護などにおいても，似たような経験をされている方がいると思います．**毎日全力で働くことが基本設定となっている職場状況では，「困った時はお互い様」がなかなか成立しづらい**ものです．しかしながら，コロナ禍が家族のケアをしながら働くことを認識する契機となった側面もあるように思います．キャリアを継続する女性医師が今後増えていくことによって，それほど遠くない将来，医師全体にとっての働きやすい職場が増えていくことを期待したいと思います．

引用・参考文献

1) West CP, et al. Physician burnout: contributors, consequences and solutions. J Intern Med. 2018; 283: 516-529.
2) Langballe EM, et al. The predictive value of individual factors, work-related factors, and work-home interaction on burnout in female and male physicians: a longitudinal study. Stress Health. 2011; 27: 73-87.
3) OECD.Stat. Health Care Resources: Physicians by age and gender
https://stats.oecd.org/index.aspx?queryid=30172 (Accessed Feb 14, 2023)
4) 厚生労働省．令和2（2020）年医師・歯科医師・薬剤師統計の概況．2022.
https://www.mhlw.go.jp/toukei/saikin/hw/ishi/20/index.html (Accessed Feb 14, 2023)

（市橋香代）

10) コロナ禍の医師のバーンアウト

ポイント

▶ コロナ禍では，自分自身や家族への感染の懸念，また診療行為に伴うスティグマなどがバーンアウトのリスク要因となり得る.

▶ コロナ禍により増大した職場環境のストレスが，恒常的なリスク要因である「女性」や「若手医師」の負荷を増大させている可能性がある.

▶ コロナ禍の精神的影響はすぐに現れるとは限らない. 心的外傷後ストレス症状 (post-traumatic stress state：PTSS) や心的外傷後ストレス障害 (post-traumatic stress disorder：PTSD) などを注視していく必要がある.

○ はじめに

　コロナ禍以前からレジデントを含む医師全体のバーンアウト率は悪化傾向にあることが報告されていました[1,2]. コロナ禍初期 (2020年7月まで) の研究を解析した結果，医療者 (医師以外も含む) のバーンアウト率は37.4％ (95％信頼区間：14.8-67.2％) と報告されています[3]. コロナ禍前後で医師のバーンアウト率を比較した研究はいくつか報告されていますが，悪化したという報告と変化がなかったという報告があります[4-6]. コロナ禍では，COVID-19患者の診療に直接または間接に従事する医療者のストレスを増大させることが容易に想像できます. まずはコロナ禍における医師のバーンアウト要因についての研究結果を見ていきます. 次に，バーンアウト率に変化がなかった集団では，なぜそのような結果になったか，今後このコロナ禍は医師のメンタルヘルスにどのような影響を及ぼす可能性が考えられているかについても見ていきます.

○ コロナ禍での医師のバーンアウト要因

　コロナ禍における医師のバーンアウト要因として様々なものが報告されています (**表2-14**／一部医師以外の医療職を含む). 大きく「コロナ禍で出現したリスク要因」と「以前から指摘されコロナ禍でも報告されたリスク要因」に分けられます.

表 2 -14　コロナ禍で報告されたバーンアウト要因

コロナ禍で出現したリスク要因	
感染の懸念	COVID-19患者の直接診療[7]，自身の感染[8]，職場同僚の感染[9]
	家族等へ感染させてしまう懸念[10]，自己隔離の経験[11]
	個人防護具（PPE）の不足[12, 13]
	職場に距離の保てる休憩スペースがない[14]
ハラスメント	患者や患者家族からの暴力やハラスメント[15]
スティグマ	COVID-19診療に関わることへのコミュニティーからのスティグマ[12, 15]
機会の喪失	十分なトレーニングを受けられない（レジデント，フェロー）[7, 16]
診療形態	オンライン診療[11]，非常勤（パートタイム）勤務[17]
以前から指摘されコロナ禍でも報告されたリスク要因	
職場環境	長時間労働[15]，仕事量の増大[11]
	職場のコミュニケーション不足[12, 13]，リーダーシップ不在[13]
	職場内での不十分な相互サポート[18]
個人の属性	女性[13, 17]，シングル（パートナー不在）[15, 19]
	レジデント[7, 16]，フェロー[16]
精神疾患	既存の精神問題[7]
金銭面	家計（給与）問題[9, 15]
仕事の満足度	仕事への不満足[11]

ｉ）コロナ禍に特有の要因

　「**感染症罹患患者の診療**」「**家族などへ感染させてしまうという懸念**」は中東呼吸器症候群（Middle East respiratory syndrome：MERS）やエボラ出血熱が局地的に流行した際にも医療者のバーンアウト要因として指摘されています[20]．また，コロナ禍初期の医療現場では「**個人防護具の不足**」が常態化していたため，常に感染のリスクを感じながらの診療を強いられました．「職場に距離の保てるスペースがない」ことも含め，ヒト−ヒト感染し，かつ罹患した場合の重症度が比較的高い感染性疾患を診療する現場において，これらがバーンアウトの要因になることは理解できます．また，コロナ禍により「**十分なトレーニングを受けられない**」ことが，研修中の医師のバー

ンアウト要因になったとの報告もありました．

　そして，「**スティグマ**」の存在です．筆者らは米国内科学会日本支部の医師会員を対象に，コロナ禍前の2020年1月から経時的にバーンアウトに関する調査を行っています（対象の多くは内科医とプライマリケア医で構成）．我が国におけるCOVID-19感染の第1波が収束しつつあった2020年6月に行った調査では，コロナ禍以前の調査（2020年1月）と比較し，バーンアウト率そのものは30%程度と変化がなかったものの，回答した4人に1人が「バーンアウトのレベルが悪化した」と回答し，悪化群では「**自己隔離の経験**」が有意に関連していました（オッズ比：3.12, 95%信頼区間：1.49-6.50, p=0.002）[6]．

　「自己隔離の経験」は，「自分自身が感染したかもしれないという恐怖感」や「家族に感染させてしまうかもしれない懸念」の他に，「**スティグマ**」を介してバーンアウトの要因となると考えられています．今回のコロナ禍では，医療者というだけでタクシーの乗車を拒否される，保育園が医療者の子供の預かりを拒否するといった差別が起こりました[21]．このような**コミュニティーによるスティグマ**の他に，医師を含む医療者自身が「（周囲がみなしているように）自分が悪かったのではないか」といった強い罪責感や自罰傾向（**セルフ・スティグマ**）を感じてしまい，その人のメンタルヘルスに重大な影響を与えてしまう可能性もあります．

　執筆時点で未だ感染の収束が見通せない中で誰もが感染し得る状態にあるとの認識が社会に広まってきていることから，COVID-19感染へのスティグマは薄れつつあります．しかし，未知の感染症に遭遇した時，感染者に対するスティグマとそれによる差別・偏見は歴史上繰り返されてきました．改めて普段からのコミュニティーとのコミュニケーションや教育啓蒙活動が必要だと考えさせられます．

ⅱ）恒常的なバーンアウト要因

　「長時間労働」などの「職場環境」に加え，「**女性**」[22]「**レジデント**」[23]はパンデミックの有無にかかわらず数多くの研究で医師のバーンアウト要因として指摘されているものです．特に「女性」は医師に限らず，多くの集団におけるバーンアウト要因でもあります．パンデミックにより増大した職場環境のストレスが，**歪んだ形で「女性」や「若手医師」の負荷を増大させている可能性**があります．各部署や組織の責任者だけではなく，一人一人がリーダーシップを持ち，職場組織として十分な意思疎通を図り，必要な人的・物的支援を行い，各個人の仕事量を調整することで「歪み」を是正し，個人への負荷を軽減することが必要です．

◉ 時期・集団・個人によりリスク要因は変化する

　一方，　表 2 -14 （P.95）の要因すべてがあらゆる医師集団でリスク要因となるわけではないことには注意が必要です．同じ医師という職業であっても働く状況は様々であり，コロナ禍のどの時期にどのような業務に従事している医師を対象に調査するかによって結果が異なるのは当然と言えます．またCOVID-19患者の診療現場において，必ずしもその職場全体でのバーンアウト率が増加するわけではないようです．

　ここに興味深い報告があります．世界で初めてCOVID-19患者が報告されパンデミックの震源地となった当時の武漢（中国）でCOVID-19病棟と一般病棟で勤務する医療者（医師と看護師）のバーンアウト率を比較したところ，前者で13%，後者で39%（p＜0.0001）と，COVID-19病棟で勤務する医療者の方が極端にバーンアウト率は低かったのです[24]．COVID-19病棟の方が，職場内でのコミュニケーションが密となるなど「職場環境」が影響したのかもしれません．また，別の理由としては，医療者としての使命感がより高まり，結果的に職場全体でのバーンアウト率の改善につながった可能性も考えられます．筆者らが，第 3 波が収束しつつあった2021年 3 月に行った調査でも，高い「ワークエンゲージメント」と「レジリエンス」はそれぞれバーンアウトと有意な陰性相関を示しました[19]．

　「個人の属性」と異なり「職場環境」は変化し得るものです．また「ワークエンゲージメント」は個人の責任ではなく職場（チーム）全体で高めるものです．所属する職場の環境に改善の余地がないかを定期的に話し合うなど，一人一人が自分事としてリーダーシップを持って臨むことが必要です〔1 ）「ワークエンゲージメントの重要性」（→P.102）を参照〕．

◉ コロナ禍の影響はすぐに現われるとは限らない ―PTSS と PTSD

　筆者らが行った先述のアンケート調査では回答者のバーンアウト率はコロナ禍直前の2020年 1 月は34.6%，第 1 波が収束しつつあった同年 6 月は34.5%，第 3 波が収束しかけた2021年 3 月は31.8%と，ほぼ変化を認めませんでした[6,19]．海外でもコロナ禍前後でバーンアウト率に変化がなかったという報告がいくつか報告されています[5]．その原因として様々な要因が考えられますが，一つにはバーンアウトについての調査が早すぎた可能性が指摘されています[5,6]．人は強い精神的ストレスにされた場合，たとえその場をそれぞれの持つ使命感やレジリエンスなどによりしのぐこ

とができても，後になって様々な精神症状が引き起こされることがあります．「**心的外傷後ストレス症状（PTSS）**」や「**心的外傷後ストレス障害（PTSD）**」と呼ばれるものです〔8〕「うつ病や不安障害」（→P.87）を参照．

COVID-19と同様コロナウイルス科のウイルス感染により引き起こされ局地的流行（エンデミック）となった2003年の重症急性呼吸器症候群（severe acute respiratory syndrome：SARS）と2012年の中東呼吸器症候群（MERS）の診療にあたった医療者を対象とした複数の研究から，最大で5割超が後にPTSDを発症したと報告されています[25]．死亡率はSARSで11%，MERSで35%とCOVID-19と比較してかなり高く，これらの結果を単純にCOVID-19診療に従事した医療者に当てはめることはできませんが，彼らに対しきめ細やかな精神的ケアを行いつつ，PTSS／PTSDについて注視していく必要があります．

◯ 今後の見通し

執筆時点（2022年5月）で，我が国をはじめとする先進国ではワクチン接種率の向上や重症化率の低下，罹患者数（抗体保有者）の増加などにより，社会のとらえ方が「パンデミック」から「ウィズコロナ」へと変化してきています．しかし，医師を取り巻く環境はコロナ禍前から大きく変化し，元に戻ることはなさそうです．依然，COVID-19疑似症患者の診療にはフルPPEの装着が求められ，濃厚接触者となれば自己隔離となり，そして他の医師の仕事量が増大します．診療科によっては患者の受診控えから経営面で厳しい状況が続いているところもあるでしょう．コロナ禍を機に対象が拡大したオンライン診療についてもバーンアウトのリスクとなる可能性があります[26]．また，先に述べたPTSS／PTSDの他にも，「Long COVID」と呼ばれる後遺症がCOVID-19感染に罹患した医師のメンタル面に悪影響を及ぼす可能性も懸念されます．

筆者らが，第3波が収束しつつあった2021年3月に行った調査では回答者の4割が「あなたは現在，業務内容を変更したいと考えていますか？」の問いに「はい」（「具体的予定がある」と「漠然とそう思う」を含む）と答えています[19]．すべてがそうではないと思いますが，相当数の方が後ろ向きの感情で現在の職場を立ち去ろうとしている可能性があります．**コロナ禍におけるバーンアウトのハイリスク群を理解し，また予防できる要因については事前に手段を講じる**ことなどがそれぞれの職場で求められています．

引用・参考文献

1) Shanafelt TD, et al. Changes in Burnout and Satisfaction With Work-Life Balance in Physicians and the General US Working Population Between 2011 and 2014. Mayo Clin Proc.2015; 90: 1600–1613.

2) Low ZX, et al. Prevalence of Burnout in Medical and Surgical Residents: A Meta-Analysis. Int J Environ Res Public Health. 2019; 16: 1479.

3) Batra K, et al. Investigating the Psychological Impact of COVID-19 among Healthcare Workers: A Meta-Analysis. Int J Environ Res Public Health. 2020; 17: 9096.

4) Gomez S, et al. Benchmarking Critical Care Well-Being: Before and After the Coronavirus Disease 2019 Pandemic. Crit Care Explor. 2020; 2: e0233.

5) de Wit K, et al. Canadian emergency physician psychological distress and burnout during the first 10 weeks of COVID-19: A mixed-methods study. J Am Coll Emerg Physicians Open. 2020; 1:1030-1038.

6) Nonaka S, et al. Prevalence of Burnout among Internal Medicine and Primary Care Physicians before and during the COVID-19 Pandemic in Japan. Intern Med. 2022; 61:647-651.

7) Lasalvia A, et al. Levels of burn-out among healthcare workers during the COVID-19 pandemic and their associated factors: a cross-sectional study in a tertiary hospital of a highly burdened area of north-east Italy. BMJ Open. 2021; 11: e045127.

8) Firew T, et al. Protecting the front line: a cross-sectional survey analysis of the occupational factors contributing to healthcare workers' infection and psychological distress during the COVID-19 pandemic in the USA. BMJ Open. 2020; 10: e042752.

9) Lobo SM, et al. Perceptions of Critical Care Shortages, Resource Use, and Provider Well-being During the COVID-19 Pandemic: A Survey of 1,985 Health Care Providers in Brazil. Chest. 2022; 161: 1526-1542.

10) Norman SB, et al. Moral distress in frontline healthcare workers in the initial epicenter of the COVID-19 pandemic in the United States: Relationship to PTSD symptoms, burnout, and psychosocial functioning. Depress Anxiety. 2021; 38: 1007-1017.

11) Nguyen J, et al. Impacts and challenges of the COVID-19 pandemic on emergency medicine physicians in the United States. Am J Emerg Med. 2021; 48: 38-47.

12) Sharma M, et al. Health-care Professionals' Perceptions of Critical Care Resource Availability and Factors Associated With Mental Well-being During Coronavirus Disease 2019 (COVID-19): Results from a US Survey. Clin Infect Dis. 2021; 72: e566-e576.

13) Wahlster S, et al. The Coronavirus Disease 2019 Pandemic's Effect on Critical Care Resources and Health-Care Providers: A Global Survey. Chest. 2021; 159: 619-633.

14) Cubitt LJ, et al. Beyond PPE: a mixed qualitative-quantitative study capturing the wider issues affecting doctors' well-being during the COVID-19 pandemic. BMJ Open. 2021; 11: e050223.

15) Kurzthaler I, et al. Physician's Burnout and the COVID-19 Pandemic-A Nationwide Cross-Sectional Study in Austria. Front Psychiatry. 2021; 12: 784131.

16) Lou SS, et al. Risk factors associated with physician trainee concern over missed educational opportunities during the COVID-19 pandemic. BMC Med Educ.2021; 21: 216.

17) Kelker H, et al. Prospective study of emergency medicine provider wellness across ten academic and community hospitals during the initial surge of the COVID-19 pandemic. BMC Emerg Med. 2021; 21: 36.

18) Haruna J, et al. Influence of Mutual Support on Burnout among Intensive Care Unit Healthcare Professionals. SAGE Open Nurs.2022; 8: 23779608221084977.

19) Kuriyama A, et al. Burnout, depression, anxiety, and insomnia of internists and primary care physicians during the COVID-19 pandemic in Japan: A cross-sectional survey. Asian J Psychiatr. 2022; 68: 102956.

20) Fiest KM, et al. Experiences and management of physician psychological symptoms during infectious disease outbreaks: a rapid review. BMC Psychiatry. 2021; 21:91.

21) 看護師の子 保育園が拒否 医療関係者への差別や偏見 各地で. NHK NEWS WEB. https://www3.nhk.or.jp/news/html/20200418/k10012393931000.html (Accessed Feb 14, 2023)

22) McMurray JE, et al. The work lives of women physicians results from the physician work life study. The SGIM Career Satisfaction Study Group. J Gen Intern Med. 2000; 15: 372-380.

23) Levey RE. Sources of stress for residents and recommendations for programs to assist them. Acad Med. 2001; 76: 142-150.

24) Wu Y, et al. A Comparison of Burnout Frequency Among Oncology Physicians and Nurses Working on the Frontline and Usual Wards During the COVID-19 Epidemic in Wuhan, China. J Pain Symptom Manage.2020; 60: e60-e65.

25) Carmassi C, et al. PTSD symptoms in healthcare workers facing the three coronavirus outbreaks: What can we expect after the COVID-19 pandemic. Psychiatry Res. 2020; 292:113312.

26) Demirel Öğüt N, et al. The role of online consultation requests to personal social media accounts and instant messaging services of dermatologists in occupational burnout: An emerging problem. J Cosmet Dermatol. 2022; 21: 2542-2549.

（牧石徹也）

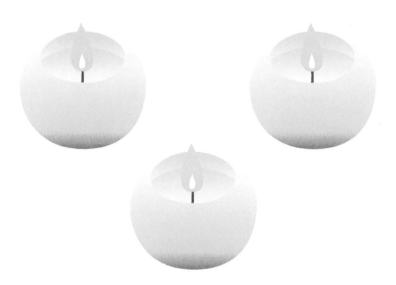

第 **3** 章

バーンアウトに陥らないために

1 職場に求められること

1) ワークエンゲージメントの重要性

> **ポイント**
>
> ▶ ワークエンゲージメントは「仕事への熱意・没頭・活力のある状態」を表す，バーンアウトとは対極の概念である．
>
> ▶ ワークエンゲージメントを高めるには，仕事の負担を減らすだけでなく，仕事の資源の活用が必要である．
>
> ▶ ワークエンゲージメントを最も高める要因は，チームの一員として活躍の場を与えられることである．

○ はじめに

　従来，職場のメンタルヘルスはほとんど，不健康やwell-beingの低下などのネガティブな側面を対象としてきました．本書ではその代表的な概念として，バーンアウトを大きく取り扱っています．しかし，21世紀に入って心理学の中で「ポジティブ心理学」が登場して以来，人間の強さや望ましいあり方が注目されるようになってきています．このような動きの中で，職場におけるポジティブな側面を表す概念として登場したのが，本項で扱う「ワークエンゲージメント」です．ワークエンゲージメントは近年の働き方改革の中でも，健康と生産性を向上させる目的のため，多くの職場で取り入れられています．

○ ワークエンゲージメントとは何か？ ―バーンアウトとの関連―

　ワークエンゲージメントとは，仕事にポジティブに取り組む状態を表した概念の一つであり， **表3-1** (P.103) の3つの下位概念から構成されます．

表3-1　ワークエンゲージメントの3つの下位概念

1．熱意	仕事に誇りややりがいを感じている
2．没頭	仕事に熱心に取り組んでいる
3．活力	仕事から活力を得て生き生きとしている

　ワークエンゲージメントはユトレヒト大学のSchaufeliらが2002年に提唱した新しい概念であり，バーンアウトの対極の概念として開発されました[1]．ワークエンゲージメントの高い従業員では，心身の健康が良好であり，職務満足度が高く，生産性も高いことがわかっています[2]．

　ワークエンゲージメントの測定で最も広く使用されているのが，「ユトレヒト・ワーク・エンゲージメント尺度」（Utrecht Work Engagement Scale：UWES）です．上記の3つの下位概念を合計17項目で測定しますが，合計9項目や3項目の短縮版もあります．各言語に翻訳されており，島津らによって日本語版も作成されています[3]．

　よく混同される概念に「ワーカホリズム」があります．どちらも仕事に熱心に取り組んでいるように見えるかもしれませんが，ワーカホリズムな従業員は仕事を不快に感じており，業務の自律性が低い状態です．よって長期的な生産性が下がり，また心身の不健康が生じやすいです．ワーカホリズムはバーンアウトの前状態とも言えるでしょう．

◯ワークエンゲージメントを高める要因

　さて，ワークエンゲージメントを高めるためには何ができるでしょうか？　それを考える枠組みの一つとして「仕事の要求度―資源モデル」があります **図3-1** [4]（P.104）．このモデルはモチベーション（職務・人的資源→ワークエンゲージメント）と健康障害（業務の要求度→バーンアウト）という2つのプロセスからなっています．モチベーションを高め，職務負担を減らすことで，最終的には業務のパフォーマンス改善というアウトカムがもたらされます．

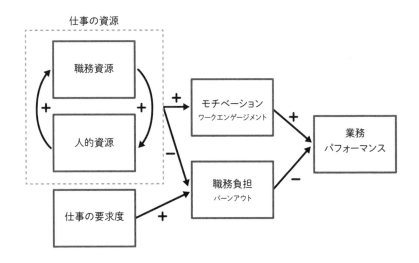

仕事の資源

職務資源

人的資源

仕事の要求度

モチベーション
ワークエンゲージメント

職務負担
バーンアウト

業務
パフォーマンス

図 3 - 1　「仕事の要求度」-「仕事の資源」モデル(文献 4 より作成)

　従来行われていた対策は，ストレスや業務負担を軽減し，バーンアウトや離職を減らすことでした．しかし，それだけでは生き生きとした職場づくりには不十分です．このモデルの出発点である「職務・人的資源」の向上と「業務の要求度」の軽減を行うことが重要です．後者は比較的わかりやすいものだとは思いますが，前者については少し説明が必要です．

○ 仕事の資源と個人の資源

表3-2 仕事の資源と個人の資源(文献 2 より作成)

仕事の資源 (Job Resources)	企業レベル	上層部との信頼関係 革新的な組織風土 公正な人事評価
	組織・チームレベル	同僚の支援 上司の支援・リーダーシップ
	作業・課題レベル	仕事の自立性 仕事に対するフィードバック 明確な役割 研修機会
個人の資源 (Personal Resources)	心理的資本	自己効力感 自尊心 希望 楽観性 レジリエンス

　「**仕事の資源**」とは，仕事そのものやそれに関わる人的・組織的な支援を表した言葉です．仕事の資源は目標達成を助け，負担を軽減し，成長を助けてくれます．職場を3つの階層に分け，その例を **表3-2** に挙げました[2]．どの階層においても仕事の自立性が高く，同僚や上司からのサポートが多く，また正当な評価を受けることが関わっているようです．仕事の資源をうまく活用するためには，組織の努力も必要ですが，個人の仕事への関わり方も重要です．仕事の中で自ら工夫し，利用できるものを利用する，そのような態度を持つことで，より仕事にエンゲージメントしやすくなります．

　「**個人の資源**」では，仕事に関連する心理的な側面が重要だと言われています．その中には，自己効力感やレジリエンスなどが含まれますが，近年ではこれらを総称して「心理的資本」という言葉で表すことが多いです．

　エンゲージメントが高い職場を作るためには個人，そして組織が個々で取り組むだけでなく，**個人と組織の両者が協同して取り組む**ことが必要になります．

◉ エンゲージメントを高めるために ─チームの重要性─

エンゲージメントを高めるための資源をいくつか紹介しましたが，結局のところ何が最も有用なのでしょうか？　それに大きな示唆を与えてくれるのがMarcus Buckinghamらのチームが2019年に世界19か国で実施した大規模調査です．この調査では高いエンゲージメントを持つ従業員はたった16％しか存在しないことを明らかにしましたが，それを最も高める要因として**「チームで仕事をしている」という意識が重要である**というシンプルな結論が導き出されました[5]．一方で，以前より重要と言われていた組織風土や個人の資質にはあまりエンゲージメントとの関連が見られませんでした．

つまり，勤労者は職場における同僚や上司との関わりの中での生の体験から多くを得ているということです．実際にはほとんどの仕事はチームで行うものであり，それは我々医療者では特にチーム医療として強調されています．ここで言うチームとは，必ずしも部署や委員会などの組織図で示されるものだけではありません．実際の職場での非公式で流動的なチーム活動は日常的によく経験しているものです．チームの中でお互いを助け，目標を達成し，お互いを高め合うことは，従業員のモチベーションの向上につながります．**「自分がチームの一員である」という自覚がエンゲージメントを高める第一歩**と言えるでしょう．

この研究では良いチームの条件として最も重要だったのが，上司との信頼関係でした．信頼される上司になるためには，メンバーの得意分野を理解し，それを発揮させるような仕事の機会を与えることが重要なようです．それ以外にも，上司や同僚同士の気配りや互いが学べるような環境づくりが必要です．

◉ おわりに

本項では，ワークエンゲージメントというバーンアウトと対となる新しい概念を紹介しました．バーンアウトの予防というのはあくまで最低限のことであり，本来であれば多くの方がより生き生きと働くことが望ましいです．あなたが今行っている働き方改革はどこを目標にしていますか？　この機会にぜひ振り返ってみましょう．

引用・参考文献

1) Schaufeli WB, et al. The Measurement of Engagement and Burnout: A Two Sample Confirmatory Factor Analytic Approach. J Happiness Stud. 2002; 3: 71-92.
2) 島津明人．Q&Aで学ぶ ワーク・エンゲイジメント―できる職場のつくりかた．金剛出版, 2018.
3) Shimazu A, et al. Work Engagement in Japan: Validation of the Japanese Version of the Utrecht Work Engagement Scale. Appl Psychol. 2008; 57: 510-523.
4) Bakker AB, et al. Job Demands–resources theory: Taking stock and looking forward. J Occup Health Psychol. 2017; 22: 273-285.
5) 従業員エンゲージメントをいかに高めるか．Harvard Business Review．ダイヤモンド社, 2019.

（長崎一哉）

2）医師の働き方改革

ポイント	▶ 長時間労働はバーンアウトの主因の一つである.
	▶ 2024年から医師や研修医に課される労働時間制限は大きな一歩であるが，十分な制限であるかはわからない.
	▶ 単なる労働時間削減は労働濃縮という別の労働問題を招くため，労働量そのものを減らす取り組みが必要である.

○ はじめに

　バーンアウトの主因の一つとしてよく挙げられるのが「継続不可能なほどの業務過多」です．業務過多は一般的には労働時間に言い換えられて議論されています．近年，我が国において働き方改革が進められており，労働者の勤務時間，さらに医師の労働時間の短縮に大きな関心が向けられています．時間外労働の制限が2024年から本格的に開始される予定ですが，この施策により医師のバーンアウトは減少するのでしょうか．本項で解説していきます．

○ 我が国における医師の労働時間制限

　医師に限らず我が国では長時間労働が常態化しており，2020年の日本人男性の週の平均有償労働時間は452分で，OECD全体の平均の317分を大幅に上回っています．労働者の健康や生活の向上および生産性の向上のため，近年日本政府は働き方改革を進めています．その中で，一般労働者の時間外労働の上限は原則として年360時間／月45時間とすることが定められました．

　しかし，医師は働き方に特殊性があること，現実的に著しい長時間労働の実態があることから，一般労働者とは異なる労働時間の上限設定が必要であるとの議論がなされました．2017年の「医師の勤務実態及び働き方の意向等に関する調査」[1] では，一般内科医の週の平均労働時間は64.3時間と報告されており，平均的な内科医は月当たり約100時間の時間外労働を行っていることが明らかになっています．厚生労働省は医師の働き方改革に関する検討会を開催し，その報告書の中で一般勤務医

の時間外労働を2024年から年960時間／月100時間以下とすることが示されました[2].
これを「A水準」と呼びますが，その例外として，地域医療の維持や研修の必要性
を加味し，「特例水準」として年1,860時間以下の時間外労働を許容することも提案
されました（「B水準」「C水準」：**表3-3**）.

表3-3　医師の労働時間制限

	主な対象	時間外労働制限
参考一般労働者	—	年360時間／月45時間
A水準	勤務医の一般的水準	年960時間／月100時間
連携B水準	地域医療支援のため他院でも勤務する医師（大学病院勤務医師など）	年1,860時間／月100時間（例外含む）（その他，連続勤務時間28時間，勤務間インターバル9時間が義務）
B水準	救急や在宅医療，高度専門医療など，地域の中核的役割を果たす医療機関で勤務する医師	
C-1水準	研修医・専攻医	
C-2水準	6年目以降	

　年960時間の時間外労働は月80時間に相当しますが，年1,860時間は月155時間に相
当します．月80時間の時間外労働は我が国において，いわゆる「過労死ライン」と
呼ばれており，労災認定における司法判断でしばしば利用されます．しかし，月155
時間の時間外労働はその約2倍の数字であり，健康上の問題が懸念されています．
厚生労働省はこれらの特定水準（B水準およびC水準）は2035年までに廃止や短縮を検
討するとしていますが，果たしてそれで医師の健康は守られるのでしょうか．また，
そもそもA水準においても，一般労働者の2〜3倍の時間外労働を許容するもので
あり，バーンアウトを減らすことができるのでしょうか．

◯ 労働時間制限はバーンアウトを減らすのか？

　長時間労働がバーンアウトや抑うつを増やすことは過去の研究でも一貫して示されています．我が国でも複数の研究が行われていますが，ある勤務医を対象とした研究では，週70時間以上の労働は月54時間以下の労働と比べ，1.8倍抑うつを起こしやすいことが示されています[3]．Ogawaらの研究では，1,241名の研修医を対象に行われ，週80時間以上の労働が抑うつの増加に関連していました[4]．日本全国で実施された研修医を対象とした研究でも，28.5％がバーンアウトを示しており，「長時間労働がストレスだ」と回答した研修医はそうでない研修医と比べ，2.75倍もバーンアウトしやすいという結果が見られました[5]．

　国内において労働時間を削減したことがバーンアウトの低下につながったことを示した研究はありません．国外に目を向けますと，米国で2003年に開始された研修医の労働時間制限（週80時間以下）の前後比較の研究がよく紹介されます．研修医への複数の大規模調査では，労働時間制限がバーンアウトを減らし，幸福度を増加させることが示されています[6,7]．したがって，労働時間制限はバーンアウトの減少にある程度寄与することは間違いなさそうです．ただ，一つ注意が必要なのは，週80時間の制限というのは月の時間外労働に換算すると月160時間になり，これは特例水準（B水準とC水準）と変わりありません．そのため，これらのエビデンスはA水準と特例水準の比較というよりは，現状，特例水準を超えている我が国の医師たちに対して，せめて特例水準を順守するよう促すものになります．例えば，週80時間からさらに短い時間（週60時間など）にすることでよりバーンアウトが減少するかどうかを直接示した研究はありません．

　いずれにしても，我が国における医師の労働時間削減の動きは現在著しい時間外労働を余儀なくされている医師の健康を守るものであり，バーンアウトを減らすことになるでしょう．持続可能な医療を推し進めるためには医療従事者の健康管理は必須であり，日本政府のこの動きは歓迎できるものです．

　しかし，労働時間制限には新たな問題も待っています．それは**労働圧縮**（workload compression）です．

◯ 労働圧縮という新たな問題

　当たり前のことですが，業務量を減らさずに労働時間を減らせば，時間あたりの労働量，いわゆる労働密度が高まります．これが「労働圧縮」です[8]．医師の臨床や教育上の要件は減るどころか増える一方であり，その分，学びやコミュニケーションの機会が減少し，仕事に対する満足度が低下します．ハンドオーバー（引き継ぎ）が増えることで，エラーの増加も懸念されます．仕事量をこなすことに目が向けられてしまい，日々の仕事が時間との戦いとなってしまいます．

　現在の医療業界では，本来，仕事量を調整し見直すべきですが，残念ながら労働時間削減のみに注目が集まっている印象です．その理由の一つは，多くの病院が医師個人の労働量に大きく依存しているからです．**医師の業務そのものを減らすためのタスクシフティングやテクノロジーの導入がなければ，医師の過重労働は軽減されません．**

　医師が業務を減らされることなく，「残業が多すぎる」「なんで早く帰られないのだ？」と管理者から責められることは避けなければなりません．組織的な支援や業務量の管理が行われなくては，バーンアウトが減るどころか増えることにつながるでしょう．

◯ おわりに：医師の働き方改革はどこへ向かうのか？

　我が国における医師の働き方改革は医師のバーンアウトを減らすための重要な施策です．しかし，特に地域医療に従事する医師や研修医・専攻医では，過労死ラインを超える時間外労働が許容されるため，どの程度効果がある制限なのかを注視する必要があります．さらに，**ただ労働時間を減らすだけでなく，労働量そのものを減らすことが肝心です．**

引用・参考文献

1）　厚生労働省．医師の勤務実態及び働き方の意向等に関する調査．平成29年4月6日
　　　https://www.mhlw.go.jp/file/05-Shingikai-10801000-Iseikyoku-Soumuka/0000161146.pdf (Accessed Feb 14, 2023)

2）　厚生労働省．医師の働き方改革に関する検討会 報告書．平成31年3月28日 https://www.mhlw.go.jp/content/10800000/000496522.pdf (Accessed Feb 14, 2023)

3）　Tomioka K, et al. Working hours, occupational stress and depression among physicians. Occup Med (Lond). 2011; 61: 163-170.

4）　Ogawa R, et al. The relationship between long working hours and depression among first-year residents in Japan. BMC Med Educ. 2018; 18: 50.

5）　Matsuo T, et al. Resident Burnout and Work Environment. Intern Med. 2021; 60: 1369-1376.

6）　Goitein L, et al. The effects of work-hour limitations on resident well-being, patient care, and education in an internal medicine residency program. Arch Intern Med. 2005; 165: 2601-2606.

7）　Gopal R, et al. Burnout and internal medicine resident work-hour restrictions. Arch Intern Med. 2005; 165: 2595-2600.

8）　Goitein L, et al. Resident Workload—let's treat the disease, not just the symptom. JAMA Intern Med. 2013; 173: 655-656.

（長崎一哉）

COLUMN 5

効率的なメールの書き方

　事務的な負担は，医師の時間の多くを占め，キャリア満足度の低下やバーンアウトを引き起こす要因として知られています[1]．特にメールについてはスマートフォンの普及などにより，勤務時間中ではキャッチアップできなかった情報を，週末などを利用して把握できるという利点の反面，「e-mail overload」とも呼ばれるように[2]，継続的なアクセスによりバーンアウトの要因となることも報告されています[3]．

　ここで重要になるのは，**メールをどうやってうまく活用するか**ということです．書籍『できるリーダーはなぜメールが短いのか』の著者で知られる安藤哲也氏は，所属している組織の中で「メールは3行以内」というルールを提案しています．起業家の孫正義氏も，基本的にメールは3行以内で完結させるというのも有名な話です．例えば一つのメールの返信に3分かかるとしましょう．管理職クラスになれば，返信が必要なメールが1日当たり100件なんてこともあります．となると，メールに返信するだけで1日300分となり，他の用務を圧迫するのは当然です．

　これらで強調されているのは「効率的なコミュニケーション」です．メールをする時に注意してほしいのは，「読み手の時間を奪っているかもしれない」ということです．メールの内容が冗長で何が記載してあるかもわからない，返信すべき項目が多数記載されていて一度に返信できない，最も重要な箇所が見えてこない，そんな経験はないでしょうか．これではお互いに業務効率を低下させてしまうでしょう．

　では，ここで読み手を意識したメールを書くための注意点をいくつか挙げます．

1．3行以内にまとめてポイントを明確にする
2．件名を有効活用する（例：【至急】【要返信】など）
3．枕詞の割愛（例：平素より大変お世話になっております，など）

　もちろん組織の外部の方には，上記のようなメールをいきなり送っては失礼と感じてしまいますから，組織の中の共通言語として導入することが前提です．

　もし3行以上になってしまうようであれば，それはメールではなく電話など口頭で伝達した方が効率的な案件かもしれません．また，昨今はSNSや様々なコミュニケーションツールが登場し，より効率的なコミュニケーションが可能です．コミュニケーションコストを低下させるために，組織全体で効率化に取り組んでみましょう．

引用・参考文献

1) Rao SK, et al. The Impact of Administrative Burden on Academic Physicians: Results of a Hospital-Wide Physician Survey. Acad Med. 2017; 92: 237-243.

2) Whittaker S, et al. Email Overload: Exploring Personal Information Management of Email. In: Proceedings of the SIGCHI Conference on Human Factors in Computing Systems. ACM, 1996.

3) Gombert L, et al. Protect Your Sleep When Work is Calling: How Work-Related Smartphone Use During Non-Work Time and Sleep Quality Impact Next-Day Self-Control Processes at Work. Int J Environ Res Public Health. 2018; 15: 1757.

(鋪野紀好)

2 自らを守る〜ストレスマネジメントとは〜

1）ストレスにどう対処するか？

ポイント	▶ ストレス曝露が続くと，生体は疲弊してバーンアウトになり得る． ▶ ストレスには悪い側面だけではなく，困難にうまく対処できるようになる，人とのつながりを求め思いやりや絆が強まる，学び成長する，という良い側面もある． ▶ ストレス対処には「問題焦点型」「認知再評価型」「情動焦点型」「社会的支援探索型」「気晴らし型」がある． ▶ これらの考え方をもとにストレス対処の具体的な支援方法としてコーチングが有用であると思われる．

● 生理学的ストレス反応

　生理学的なストレス反応については，Cannon の報告[1] が最初とされています．イヌに吠えられ興奮したネコの副腎髄質からアドレナリンが分泌し，交感神経─副腎髄質系が刺激されることを報告しました．興奮した動物は「戦うか逃げるか」の選択を差し迫られ，身体的に瞳孔散大，血圧上昇，心拍数増加，唾液や胃液の分泌抑制，消化管運動機能低下，血糖値の上昇などの反応をきたします．これを「闘争─逃走反応（緊急反応）」としました．

　一方，身体拘束，電撃，寒冷など比較的長期のストレスを加えた動物実験を行ったのは「ストレス学の父」と言われる Selye です．様々なストレス下で共通の身体的変化（副腎皮質の肥大，胸腺の萎縮，胃・十二指腸潰瘍）をきたすことを発見し，非特異症候群として提唱[2] しました．この症候群は 3 相期に分類されます 図3-2 （P.116）．

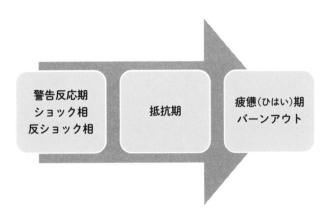

図3-2 ストレス応答の3相期（文献3より作成）

　外的刺激を受けると，生体はまず警告反応期のショック相の直後に生体防御反応として，アドレナリンと副腎皮質ホルモンが分泌され，反ショック相となります．闘争，すなわちストレスと向かい合う選択をした場合，Cannonの闘争ー逃走反応はこの警告反応期のショック相に相当すると考えられています．ただし逃走を選択した場合は，次の抵抗期には進みません．闘争すなわちストレスと向かい合うと選択した場合，その後もストレスに曝露され続けますが，ストレスに対する抵抗力も増大し適応状態となり抵抗期となります．さらに一定の限度を超えると疲憊（ひはい）期となり，生体は疲弊して最悪の場合死に向かいます．この学説は，有害なストレスによる動物実験をもとにした生理学的な報告でありましたが，実験のストレスに身体拘束が含まれていたことから，人間の心理ストレスにも適応できると解釈されるようになりました．バーンアウトは疲憊期に相当すると考えられます．

◉ストレスに向かい合う意義

　Selyeの学説の拡大解釈により，世間一般ではストレスは悪いものと決めつける風潮になりました．それに対しMcGonigal[4] は，人間は動物と異なり，考える能力を有し，希望やストレスの意味を見つけ出す能力が備わっていると主張しました．心理的ストレスのその意味を理解できれば，ストレスの負担感が減り，ストレス反応も減少するはずです．したがってバーンアウトも原則対処可能なのです．

また，McGonigalはストレスの3つの良い効果を提言しています 図3-3 . ①ストレスに直面すると進んで挑戦しようとして，集中力が高まることで，困難に対処できるようになります．②人とのつながりを求めて思いやりや絆が強まります．③起きた出来事を分析し省察することにより学びや成長があり，次に同じようなストレスに直面してもうまく対処でき，レジリエンスにつながる効果があります．

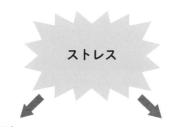

図3-3　ストレスの効果(文献4より作成)

　一方，ストレスから逃げる方を選択すると人生に対する満足感や幸福感が低下する，あるいは孤立してしまう可能性があり，悪循環に陥る可能性があり注意が必要とされます．

◯ストレスにどう対処するか？

　では，ストレスに向かい合うとして，どのように対処したらいいのでしょうか？古典的にはストレス対処（コーピング）という考え方があります．Lazarusのコーピング・ストレス理論 図3-4 [5] (P.118) によると，一次的評価では，ストレスにさらされた時，そのストレスがどの程度害をもたらすかの評価が行われます．この時，抑うつ，不安，怒りなどの陰性感情が惹起されます．二次的評価では，そのストレス

に対し，ストレスをコントロールして軽減できるかどうかの評価がされます．これらの評価がコーピングにつながっていきます．

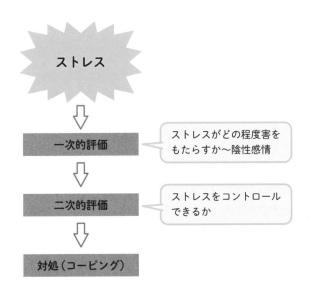

図3-4 ストレス対処(コーピング)(文献5より作成)

また，ストレスをコントロールして挑戦する気持ちを起こすためには，自分の持っている強み（能力や手段）をしっかりと認識することが大切です．強みとは，特別な能力だけではなく，念入りな準備や過去の成功体験，すでに構築した人間関係などで，いわゆるリソース（資源）の一つです．それらが二次的評価に関係するため，後述のコーチングでは目標設定に加えて，このリソース探しも行っていきます．

また，Lazarus はストレス対処法（コーピング）として，

問題焦点型：原因を解決することに重点を置く
情動焦点型：感情の制御に重点を置く

を提唱しましたが，坪井[6]はそれらを5つに再分類しました 表3-4 ．

表3-4　坪井のストレス対処法(コーピング)(文献6より作成)

1.問題焦点型コーピング	直面する問題の対策を行う
2.認知的再評価型コーピング	直面する問題について見方や発想を変えて対応する
3.情動焦点型コーピング	大切な人を亡くした場合など解決不能な場合，悲しみなどの感情を他の誰かに表出する
4.社会的支援探索型コーピング	問題に直面した時，上司や同僚，部下，家族，友人らと相談する．他のコーピングにつながることも多いとされる
5.気晴らし型コーピング	運動，趣味，旅行，園芸，ペット，カラオケ，森林浴，温泉浴などいわゆるストレス解消法

　なお，次節の「コーチングとバーンアウト」(→P.128) で述べるコーチングは，これらの対処法の発想を促す質問をして，ストレス解決に導く方法です．

◯ おわりに

　消化器心身医学の先駆者で恩師である故並木正義名誉教授のストレスに関する言葉を引用いたします．
　「私は，いまの世の中においてストレスを避けて生きていくことはできないと思います．そうであればいっそそれに立ち向かうことが大事でしょう．さらにストレスを活用するように心掛けたいものです．ストレスがすべて悪いわけではなく，適度なストレスはむしろ必要であり，それにうまく適応し，生活の中に巧みに取り入れていけば，かえってプラスになります」[7].

引用・参考文献

1) Cannon WB. Bodily Changes in, pain, hunger, fear, and rage. D. Appleton and Company, 1915, pp.1-311.

2) Selye H. A Syndrome produced by Diverse Nocuous Agents. Nature. 1936; 138: 32.

3) Selye H. The Stress of Life. McGraw-Hill, 1978. pp.97-127.

4) McGonigal K. The Upside of Stress: Why Stress Is Good for You, and How to Get Good at It. Avery, 2015. pp.91-223.〔神崎朗子（訳）．スタンフォードのストレスを力に変える教科書．大和書房，2015．pp.87-339〕

5) Lazarus RS．林 峻一郎（編・訳）．ストレスとコーピング－ラザルス理論への招待．星和書店，1990．pp.47-76.

6) 坪井康次．ストレスコーピング－自分でできるストレスマネジメント－．心身健康科学．2010；6：59-64.

7) 並木正義．名医に聞きたい！！2000，最新医学社．pp.90-108.

（森谷 満）

2）レジリエンスと Sense of Coherence(SOC)

ポイント	▶ レジリエンスとは困難な体験からの「回復」を意味する能力. ▶ レジリエンスは測定可能であり，レジリエンスを高めるための10個の方策がある. ▶ SOC（ストレス対処能力）は「把握可能感（comprehensibility）」「処理可能感（manageability）」「有意味感（meaningfulness）」の3つの要素により構成される.

◎ レジリエンスとは

　レジリエンスとは，もともとは「ストレス」に対する力として，物理学の用語であったのですが，「ストレス」と同様に転用され，心理学的な用語として用いられています．日本語では「回復力」や「復元力」などと訳されることもありますが，一般的にはそのまま「レジリエンス」として使用されることが多いです．

　米国心理学会（American Psychological Association: APA）によると「**レジリエンスとは逆境，心的外傷体験，悲惨な出来事，脅威などの重大なストレスにうまく適応する過程のこと**である．重大なストレスの具体例として，家族をはじめとする人間関係の問題，重大な健康問題，職業や経済的なストレスなどが挙げられる．つまり，レジリエンスとは，困難な体験からの『回復』を意味する」と定義されています．レジリエンスは**バーンアウトとの関連**が示唆されており，近年非常に注目されている概念です．レジリエンスは測定・評価することが可能です．我が国では，「ブリーフ・レジリエンス尺度日本語版（BRS-J）」や「二次元レジリエンス要因尺度（BRS）」によるレジリエンス尺度[1] などが使用可能です．**レジリエンスは高めることができる**と報告されており，米国心理学会（APA）は次の10個の要素を挙げています　表3-5　(P.122).

表3-5　APAが提唱するレジリエンスの要素
1．つながりを作る
2，危機を乗り越えられない問題ととらえないようにする
3．変化を生きることの一部として受け入れる
4．目標に向かって進む
5．断固とした行動をとる
6．自分探しの機会を探る
7．自分に対する肯定的な見方を育む
8．物事について長期的な展望をもつ
9．希望に満ちた見通しを維持する
10．自分自身を大切にする

◯ Sense of Coherence(SOC)とは？

　レジリエンスと似たような概念として，「Sense of Coherence（SOC）」も近年注目されています[2-4]．直訳すると「首尾一貫感覚」となりますが，平易な言葉で「**ストレス対処能力**」とも言われます．この概念を提唱した医療社会学者の Aaron Antonovsky は，極限のストレスを経験しても，その経験を活かす能力として「SOC」を提唱しました．このSOCは「**把握可能感（comprehensibility）**」「**処理可能感（manageability）**」「**有意味感（meaningfulness）**」**の３つの要素により構成**されます　表3-6 ．こちらも SOC縮約版13項目スケールなどによって測定することが可能です．

表 3 - 6 SOCの3つの要素(文献2より作成)

1．把握可能感 (comprehensibility)	生活をしていく中で出合う様々な出来事について，ある程度予測でき，その出来事がどのようなものかについて説明できる能力
2．処理可能感 (manageability)	日々の生活を送る中で出合う出来事を乗り越えたりやり過ごしたりする時に必要な，自分の周りのモノや人，道具，立場，自分の内面にあるものなど（汎抵抗資源）をタイムリーに引き出せる，というような自信あるいは確信の感覚
3．有意味感 (meaningfulness)	人生や生活を送る中で出合った出来事に対して，その出来事が自分にとって，とても意義があり価値があると見なせる，あるいは挑戦と見なせる

⬤ レジリエンスとSOCとバーンアウト

　同じ環境下でも，個人のレジリエンスが高いことで，バーンアウトにはなりにくいという報告があります[5]．またSOCもバーンアウトとの関連が複数の研究で示唆されています．医療現場において，これらを測定し，向上させる取り組みをすることで，バーンアウトを予防できる可能性があるかもしれません．

引用・参考文献

1) 平野真理．レジリエンスの資質的要因・獲得的要因の分類の試み―二次元レジリエンス要因尺度（BRS）の作成．パーソナリティ研究．2010；19：94-106．
2) アーロン アントノフスキー．山崎喜比古，他（訳）．健康の謎を解く―ストレス対処と健康保持のメカニズム．有信堂高文社，2001．
3) 山崎喜比古，他（編）．ストレス対処力SOC：健康を生成し健康に生きる力とその応用．有信堂高文社，2019．
4) 東京大学健康社会学・健康教育学同窓ネット．
https://hlth-soc.net/soc/ (Accessed Feb 14, 2023)
5) Jackson J, et al. Burnout and resilience in critical care nurses：A grounded theory of Managing Exposure. Intensive Crit Care Nurs. 2018; 48: 28-35.

（大武陽一）

3）セルフケアの方法

> **ポイント**
> ▶ セルフケアを行うためには自身の感情への気づきが，まず大切．
> ▶ 得意とするセルフケアの方法は人により異なる．
> ▶ セルフケアは日常的に行うことが大切．

◯ セルフケアとは？

　我々医療者は日々，様々なストレスにさらされています．バーンアウトは，これら様々なストレスの蓄積の結果であるとも言えます．したがって，日頃ストレスマネジメント，特にセルフケアを行うことは，医療者には必須のノンテクニカルスキルの一つです．セルフケアとは，自分自身で自分自身をケアする方法のことです．しかし，多くの医療現場で多忙を極める日常診療の中で，セルフケアが後回しになっている医療者は少なくありません．以下に，セルフケアの方法を紹介します．

◯ セルフケア……，その前に

　セルフケアの前に，自分自身のメタ認知がとても重要です．精神科が専門とする適応障害やうつ病・不安症，心療内科が専門とする心身症（ストレスに伴う身体疾患）などにおいて，自分自身の置かれた状態に対する視野が非常に狭くなっていることはしばしば経験します．特に心身症には，自分自身の感情への気づきが乏しい状態，すなわちアレキシサイミア（失感情症）の関与が示唆されています．まずは，**自分自身の感情への気づきに意識を向けることが大切**です．

◯ 様々なセルフケア

　セルフケアには様々な方法があります．心療内科の診療現場では，旧来から様々な心理療法を用いて患者の治療にあたってきました．「心理療法」というとカウンセリングや認知行動療法などといった，心理専門職を必要とするものを思い浮かべますが，実際には自分自身でできる心理療法も多数あり，その代表例が「漸進的筋弛

緩法」や「自律訓練法」です．

i ）漸進的筋弛緩法

　漸進的筋弛緩法は，Edmund Jacobson が提唱した心理療法の一つです[1]．**無意識の
うちに高まっている筋緊張を，意識的に筋肉に力を入れる・緩めるを繰り返すこと
で，リラックスさせる方法**の一つです．筋肉の緊張・緩和は両手・前腕・上腕，頭
部・顔面・顎・頸部，肩など，それぞれ行っていきます[※]．Jacobson の古典的な方法
は練習をかなり要する手法であり，現在の日常診療ではより簡便な「簡易法」[1] を
用いることが多いです．

※漸進的筋弛緩法のイラスト解説はこちら
（大阪府こころの健康総合センターより／
https://www.pref.osaka.lg.jp/attach/13282/00000000/relax2015.pdf）

ii ）自律訓練法

　自律訓練法は，Johannes Heinrich Schultz が提唱した，自己催眠の研究から生まれ
た心理療法の一つです[2,3]．**各公式を一つずつこなしていくことで，深いリラックス
状態を獲得する**ものです．
　以下の「背景公式」から始まり，「第1公式（重感練習）」から「第6公式（額部涼感
練習）」までを行い，消去動作を行う方法もありますが，患者さんを対象とした日常
診療では「背景公式」「第1公式（重感練習）」「第2公式（温感練習）」までを行い，そ
の後に消去動作を行う短縮バージョンで行うこともあります **表3-7** ．

表3-7　自律訓練法[1]

背景公式	気持ちが落ち着いている
第1公式	両手両足が重たい（重感練習）
第2公式	両手両足が温かい（温感練習）
第3公式	心臓が静かに規則正しく打つ（心臓調整練習）
第4公式	自然に楽に息をしている（呼吸調整練習）
第5公式	お腹が温かい（腹部温感練習）
第6公式	額が気持ち良く涼しい（額部涼感練習）

iii）マインドフルネス

マインドフルネスは「今，ここ」に意識を向ける方法です[4,5]．マインドフルネスから派生した心理療法として，「マインドフルネスストレス低減法」や「マインドフルネス認知療法」，「アクセプタンス＆コミットメント・セラピー」などがあります．またマインドフルネス導入のワークとして，「葉っぱのワーク」や「レーズンエクササイズ」などが有名です．マインドフルネスは，食事や歩行など，日常生活のあらゆる場面で行うことができ，細切れ時間にお勧めです．各々の詳しい方法については，成書をご覧ください．

〈成書の一例〉
- 実践！マインドフルネス —今この瞬間に気づき青空を感じるレッスン［注意訓練CD付］
　（熊野宏昭／サンガ／2016年）
- マインドフルネスストレス低減法（ジョン・カバットジン／北大路書房／2007年）
- マインドフルネス認知療法：うつを予防する新しいアプローチ
　（ジンデル・シーガル，他／北大路書房／2007年）
- マインドフルネス 基礎と実践（貝谷久宣，他編／日本評論社／2016年）

○ セルフケアを行うにあたり，気をつけるべきこと

　セルフケアは日常的に行うことが大切です．また今回ご紹介したようなセルフケアは一朝一夕に効果を発揮するものではありません．**日常の生活の中に，短時間でもセルフケアの時間を設けておくのが良い**でしょう．なお，得意なセルフケアの方法は個々人によって大きく異なります．また，ストレスが大きな状況下では，どのセルフケアを用いたら良いのか，自分でもわからなくなることもしばしばです．余裕がある時に，自分が使えそうなセルフケアの方法を5つ程度あらかじめ挙げて，できればメモに残しておくことをお勧めします．もし，自分にどのようなセルフケアがあっているかわからない場合は，他人と会話しながら見つけていく方法や，多くの方法が書いてある書籍[6]の中から自分にあった方法を見つけていくなども有用でしょう．

　本項ではセルフケアの重要性について述べましたが，本当につらい状況に陥った時には，他の人に助けを求める行為，すなわち「**援助希求行動**」〔❹「援助希求力（→P.160）

を参照〕も非常に重要です．セルフケアが重要なことは言わずもがなですが，自分で解決できる範囲には限界があります．すべての物事がセルフケアで解決できるわけではないため，必要に応じて同僚や上司にも相談できるような環境が望ましいでしょう．

引用・参考文献

1) 五十嵐透子．リラクセーション法の理論と実際 第2版．医歯薬出版，2015.
2) 中島節夫（監）．臨床家のための自律訓練法実践マニュアル ―効果をあげるための正しい使い方．遠見書房，2015.
3) 佐々木雄二．新版 実践 自律訓練法―1日10分の練習で出来る！ごま書房新社，2012.
4) ジョン・カバットジン．春木 豊（訳）．マインドフルネスストレス低減法．北大路書房，2007.
5) 貝谷久宣，他（編著）．マインドフルネス 基礎と実践．日本評論社，2016.
6) 伊藤絵美．セルフケアの道具箱．晶文社，2020.

（大武陽一）

3 コーチングとバーンアウト

1）なぜバーンアウトにコーチングが必要か？

ポイント
- ▶ バーンアウトの原因となるストレスやその改善方法は，個人により多種多様でコーチングによる対処が基本である．
- ▶ 個人の価値観に基づいた目標設定が望ましい．
- ▶ コーチングはレジリエンスを高める可能性がある．
- ▶ コーチングは基本的な心理療法としての側面を有している．

◯ はじめに ワークエンゲージメントとバーンアウト

　2019年11月，日本医師会と世界医師会の共同共催による「人間を中心とした医療国際会議」で，医師のバーンアウトは日米に限らず全世界的に喫緊の課題になっていることが明確になりました．バーンアウトの対極はワークエンゲージメントです〔1）「ワークエンゲージメントの重要性」（→P.102）を参照〕．

　しかし，ワークエンゲージメントの状態であっても，仕事に対する誇りややりがいを喪失（価値観の喪失）すると，強迫的に過度に働くワーカホリックとなり，限度を超えると頑張りつつも業務量が減少してバーンアウトに陥ります[1]．逆にバーンアウトの状態から価値観を発見し，やりがいを見出し，次第に業務量をこなすことができるようになるということが想像できます 図3-5 ．

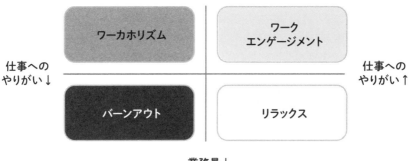

業務量↑

| ワーカホリズム | ワーク エンゲージメント |

仕事への
やりがい↓

仕事への
やりがい↑

| バーンアウト | リラックス |

業務量↓

図3-5 ワークエンゲージメントと関連する概念（文献1を参考に作成）

　一方，産業医学の面から見た職場不適応のサイン[2]は，身体，行動，精神の順に現れると言われています．身体では機能性ディスペプシアや過敏性腸症候群などの心身症が現れ，行動では遅刻や欠勤，集中力の低下が，精神では易刺激性や抑うつ症状などが，バーンアウトの状態でも見られます．これらの症状はバーンアウトの始まりである可能性があり，できる限り早期の対処が必要です．

◯バーンアウトに対するコーチング

　バーンアウトに対処する方法として，業務制限や縮小といった対策が行われますが，何がストレスでどのように改善するかは，相談に来た人（クライエント）によって多種多様です．そこでコーチングを用いてクライエント自ら解決するよう支援する方法が重要と考えられます．また，価値観に基づいた目標を再検討する機会であり，価値観に触れる必要があります〔3〕「価値観にふれる」（→P.141）を参照〕．

　2015年 Gazelle は，医師のバーンアウト問題の対処法としてコーチングに注目しました[3]．コーチングは，**自己認識を高め，個人の強みを引き出し，自虐的な考えや信念に疑問を投げかけ，新しい視点を検討し，個人の価値観と職務を一致させることができる**と考えられています．

では，コーチングはどうやって機能しているのか「Johari（ジョハリ）の窓」を用いて考えてみましょう 図3-6 ．コーチングは質問をして答えてもらうことが基本で，傾聴と承認（フィードバックを含む）というプロセスの中で発想が浮かびやすくなることで，自己開示に留まらずそれまでに考えたこともなかった様々な気づきや発想が生まれ，未知の領域を開拓することができるようになる，と考えられています．

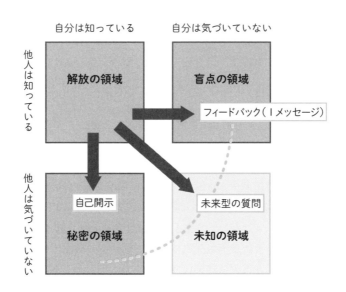

図3-6　Johari（ジョハリ）の窓とコーチング

　まず，クライエント自身が秘密の領域を自己開示します．コーチングのIメッセージ〔「私は，あなたがすでに〇〇できているように思います」など，私（コーチング側）が主語のメッセージ〕などのフィードバックにより盲点の領域が減少して，解放の領域が広がります．
　また，コーチング側からの未来型質問（「どのようになりたいですか？」など）は，クライエントがコーチとともに，未知の領域に踏み込み新たな世界を切り拓いていきます．コーチの質問から解決策を発想していく時に，解決策の一つ目の多くは意識の表層にあるものですが，2つ，3つ……と挙げていくうちに，今まで考えていなかった未知の領域のアイデアが生まれてくると考えられます．このようにコーチングはカウンセリングと異なり，より多彩な角度から視点や気づきのチャンスを広げ解決

に導く方法です.

　一方，バーンアウトが複雑でより重症である場合であっても，Grantはコーチングをもとに心理療法的要素を加えた解決志向認知行動コーチングで対応することを推奨しています[4]．問題点に固執せず，できていることを探して称賛し（解決志向），認知の歪みに対し別の見方ができるようになり（認知行動），目標を達成すること（コーチング）が可能になると思われます.

◯ コーチングはレジリエンスを高める可能性

　米国内科学会（ACP）日本支部会員に対するweb調査[5]で，COVID-19のパンデミック時に日本人の内科医およびプライマリケア医214名のうち約30%がバーンアウトの症状を有した報告があります．その研究で高いレジリエンス・スコアが，バーンアウトのスコア低下と弱いながらも有意に相関があり，レジリエンス向上の対策が必要であると思われました.

　レジリエンスを養う技術は，大きく3つのカテゴリーに分類されています **表3-8** [6].

表3-8　レジリエンスを養う技術[6]

1．ネガティブ感情に対処する	ネガティブ感情に陥る思考に対して別の見方はないか考えてもらう（視点を変える）
2．レジリエンス・マッスルを鍛える	小さなステップの目標を掲げ，成功を積み上げ自信を高めていく
3．逆境体験を教訓化する	「このつらい体験が将来どんな意味があるでしょう」という質問で，新たな目標設定を促す

　以上からコーチングを，レジリエンスを高めるツールとして使用することは可能と考えます.

◯ コーチングはモチベーションを高める可能性

　バーンアウトが進行すると意欲が低下していきますが，コーチングはモチベーションを高めて意欲を高める効果が期待されます．DeciとRyan[7]は自己決定理論で内発的動機づけの3要素として，「自己決定」「有能感」「関係性」を挙げました．コーチングの目標設定は「自己決定」であり，スモール・ステップの原則で小さな目標を達成し，少しずつ「有能感」を高め，少なくともコーチという存在が人間との「関係性」（サポート体制）を深めるという点で，モチベーションを高めると考えられます．

◯ コーチングは基本的な心理療法としての側面を有する

　Lambertは，心理療法に存在する「共通要因」をメタ分析した結果，受容，共感などセラピストとの人間関係によって生じる治療関係要因が30％ある[8]と指摘しました．また，病院心理士であるFraserも効果的な心理治療の「共通要因」を追求した結果，強力な協力関係を構築する，治療の目標や課題を明確にすることを基本とし，それらをもとに効果的な治療の7つのステップである「PROCESS」[9]を提唱しました **表3-9** ．

表3-9 効果的な心理療法とコーチング

効果的な心理療法（PROCESS）	コーチング
● **P**air with client　クライエントとペアになる 　共感，肯定的な関心と肯定，一致，目標の合意，コラボレーション ● **R**ecognize patterns　パターンを認識する 　繰り返しパターン（悪循環）を探す ● **O**rient to change　変化への方向づけ 　悪循環のパターンを変化させる ● **C**ollaborate on a plan　プランを共同作成する ● **E**ngage treatment　治療に参加する ● **S**upport success　成功をサポートする 　強みやレジリエンス ● **S**ustain the change　変化を持続させる	● 環境設定 　基本スキル ● 現状の把握 ● 目標設定 　戦略を練る ● サポートする

この「PROCESS」はコーチングのスキルと酷似しており，「PROCESS」を単純化したものがコーチングと言えるかもしれません．コーチングは心理治療ではありませんが，心理療法の共通部分を含んでいるため，基本的な心理療法としての側面を有していると考えられます．

◯ おわりに

医師のバーンアウトは全世界的に世界的喫緊の課題です．その主な対策は業務制限や休養ですが，個人の価値観も含めたコーチングを受けることが望ましいと考えます．

引用・参考文献

1) 島津明人．ワーク・エンゲイジメントと仕事の要求度 —資源モデル：健康増進と生産性向上の両立に向けて．産業ストレス研究．2016；23：181-186.
2) 松崎一葉．会社で心を病むということ．東洋経済新報社，2007．p.52.
3) Gazelle G, et al. Physician burnout: coaching a way out. J Gen Intern Med. 2015; 30: 508-513.
4) Grant AM. Solution-focused cognitive-behavioral coaching for sustainable high performance and circumventing stress, fatigue, and burnout. Consul Psychol J Pract Res. 2017; 69: 98-111.
5) Kuriyama A, et al. Burnout, depression, anxiety, and insomnia of internists and primary care physicians during the COVID-19 pandemic in Japan: A cross-sectional survey. Asian J Psychiatr. 2022; 68: 102956.
6) 久世浩司．世界のエリートがIQ・学歴よりも重視！「レジリエンス」の鍛え方．実業之日本社，2014．pp.33-37.
7) Deci EL, et al. Intrinsic Motivation and Self-Determination in Human Behavior. Springer, 1985. pp.3-10.
8) Lambert MJ. Implications of outcome research for psychotherapy integration. In: Norcross JC, et al eds. Handbook of Psychotherapy Integration. Oxford Univ Press, 2003.pp.94-129.
9) Fraser JS. Unifying Effective Psychotherapies: Tracing the Process of Change. American Psychological Association, 2018. pp.254-294.

（森谷 満）

2）コーチングの実際

> **ポイント**
>
> ▶ 時間がない時は「3分間のコーチング」という方法がある.
>
> ▶ コーチングの基本スキルは，信頼関係の構築と環境設定，傾聴，承認，質問，提案である.
>
> ▶ コーチングは，以下の質問を枠組みとして進めていく.
>
> 「どんなふうになりたいですか？」（目標設定）
>
> 「今，どこまでできていますか？」（現状の把握）
>
> 「うまくいかないのは？」（障害）
>
> 「うまくいっているのは？」（強み）
>
> 「目標達成のために何ができますか？」（戦略を練る）
>
> 「私がサポートできることはありますか？」（サポートする）
>
> 「いつから始めますか？」（行動を促す）

◯ コーチングとは

コーチングの語源は「Coach」，つまり**乗り合い馬車**で，**目的地まで馬車で送り届けるという意味**です．現在，医療界でコーチングは健診や人間ドックなどの保健指導[1]，糖尿病[2]，機能性ディスペプシア[3]，不定愁訴[4]，医師の働き方改革[5]，医学教育[6,7]などで幅広く用いられています．

柳澤らは，従来のコーチングの方法である「GROW（Goal, Reality & Resources, Options, Will）モデル」をもとに，「**コーチングとはクライエント（対象者）が自ら考え，自ら決断し，自ら行動を起こすためのコミュニケーション技術である**」と定義[1]しました．バーンアウトではクライエントのストレスは千差万別で，その解決法も様々です．そこでコーチングを用いてクライエントが自ら解決できるよう支援するという発想が生まれてきました．したがって，コーチングをバーンアウトに関して解釈すれば，クライエントのストレスを明らかにし，その解決のための行動につながる支援ということになります．**コーチングの基本スキルは信頼関係の構築と環境設定，傾聴，承認，質問，提案**で，コーチングの実際として5つのステップを提唱しています **図3-7** [8].

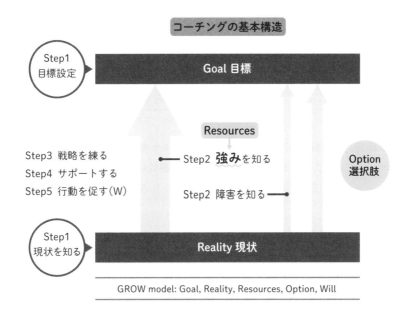

図3-7　5つのステップ

　本書では，Level 1「3分間のコーチング」，Level 2「基本的なコーチング」，Level 3「価値観にふれるコーチング」〔3）「価値観にふれる」→P.141で解説〕の3段階のレベルを設定しました．

◯ Level 1　3分間のコーチング

　コーチングを始めたばかりの先生や，時間がない時は，3分間の時間を相手のためにとる「3分間のコーチング」[8]をお勧めします．Step 1の目標設定とStep 3戦略を練るのみの構成です．その質問は以下の2つです．

1．どんなふうになりたいですか？（目標設定）
2．目標達成のために何ができますか？（戦略を練る）

例えば，病棟で，

指導医「今日心がけたいことは何でしょう？」

研修医「指示出しを15時までに終えて看護師さんに迷惑をかけないことです」

指導医「どうやって達成しましょうか？」

研修医「う～んと，…….」

指導医「15時過ぎてもできることは？」

研修医「そうだ，指示出しを先にして，変化のない患者さんのカルテ記載を後にします」

　3分間で完結しない場合では「明日までに考えてみて」など考える時間を増やすこともあります.

　ちなみに，筆者は過密な糖尿病診療の再診で「HbA1cを○％にするのにどんなことができますか？」と尋ねる3分間コーチングを多用しています.

◉ Level 2　基本的なコーチング

　ここでは，基本的なコーチングとして，5つの基本スキルと5つのステップを具体的に解説します[9)].

コーチングの基本スキル

［基本スキル(1) 信頼関係の構築と環境設定］

　信頼関係を築くために，話す速さを相手にあわせる，うなずき，あいづち，オウム返しをすることが有効です.また，環境にも配慮し，真正面ではなく90度から120度で向かい合う対話が良いとされています.

［基本スキル(2) 傾聴］

　「私はあなたの話を聴いている」ことを伝えます.また，「あなたのことは知らないので教えてください（zero position）」という態度で，共感しつつ，話の腰を折らず最後まで聴きます.沈黙はクライエントが考え中であることが多いので，発言まで待つことが大切です.Rogersのクライエント中心のカウンセリングでいう「傾聴」と「共感」ができればそれに越したことはありません.

［基本スキル（3）承認］

　コーチングでいう「承認」は，クライエントの長所・強みを見つけて言葉にして伝えることです．ほめることは承認の中心です．ただし，例えば減量に成功した人に「よくやった！」と言うのではなく，「毎日１時間の散歩が実を結びましたね」と過程も含めた**横から目線のほめ方**が推奨されます．

　また，コーチからのメッセージとして，その人の行動の事実をそのまま伝えること（フィードバック）や，「○○さんが～に頑張っているのを見て，私もうれしいです」といった"私"が主語のメッセージ（Iメッセージ）も有効な承認です．また，日常のあいさつを交わすことも承認の一つです．承認はポジティブ感情をもたらし，質問に対して発想しやすくする効果があるとされています．また，気分が低下気味のクライエントにも有効で，承認するだけで改善することもあります．そして，承認には組織のパフォーマンスの向上，モチベーション・アップ，離職の抑制，メンタル・ヘルスの向上，不祥事の抑制の効果があると報告されています[10]．

［基本スキル（4）質問］

　コーチングでは，情報を聞き出す質問ではなく，クライエントに「どんなふうになりたいですか？」「今，どこまでできていますか？」などといった質問をします．

［基本スキル（5）提案］

　コーチングでは，クライエントの許可を得てから，１つか２つ提案することもあります．

コーチングの基本ステップ（ 図3-8 ／P.138参照 ）

　各ステップの質問を示します．

［ステップ（1）目標設定と現状の把握］

　「どんなふうになりたいですか？」（目標設定），「今，どこまでできていますか？」（現状の把握），「まず，どうなりたいか？」（目標）を尋ねます．

　次に，おおまかな目標を具体的にし，「それが達成できたら，どんな世界になりますか？」と目標達成後のイメージを膨らましてもらいましょう．

［ステップ（2）障害と強み］

「うまくいかないのは？」（障害），「うまくいっているのは？」（強み）を尋ねます．

［ステップ（3）戦略を練る］

「目標達成のために何ができますか？　他には？　他には？」と戦略を練ります．

解決策は3つ以上を挙げてもらうのが基本です．1つ目に浮かんだ解決策はありふれたもの，2つ目は良いブレイン・ストーミングから生まれたもの，3つ目はダイヤモンドのようなブレイク・スルーなアイデアとされます[11]．そのためコーチングでは，解決策を3つ以上挙げてもらうことで解決への方法を見出し，目標達成をするとされています．自験例ですが，有効なコーチングを実施できた機能性ディスペプシア患者51例で何番目の解決策が目標達成に有効であったか（重複あり）を検討した結果を示します 図3-8．4つ以上想起できると決定的な解決策になりやすい傾向です．この結果から1つ2つは当然としても，やはり3つ以上想起してもらうのが良いと考えられます．

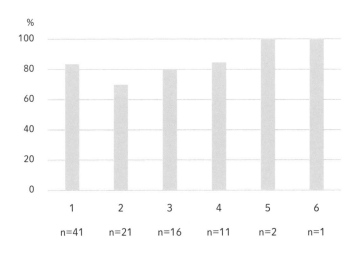

図3-8　何番目に想起した解決策が有効だったか

［ステップ（4）サポート］

「私がサポートできることはありますか？」と尋ねます．

［ステップ（5）行動を促す］

「いつから始めますか？」と尋ねます．

このようにコーチングは，シンプルな構成でできています．

◯ 事例

以下に，研修医との面談の一例を紹介します．

面接医「研修生活はどうかな？」

研修医「毎日新しいことを学んで，忙しいながら充実しています．ただ，時々朝寝坊して指導医や看護師さんに迷惑をかけています」

面接医「あれ？　そうなんだ．どんな感じ？」

研修医「外来や検査に遅れると，指導医の先生に怒られるし，看護師さんから冷たい視線で見られます」

面接医「そうだね．そうなるよね．どうなったらいい？」（←目標設定）

研修医「そりゃもう，朝ちゃんと起きて，定時に間に合うようにすればいいだけのことです」

面接医「では，間に合うために，どんなことをしたらいいでしょう？」（←解決策を練る）

研修医「目覚まし時計をセットする．やっているけど……」（←解決策1）

面接医「他にできることは？」

研修医「誰かに，モーニング・コールをお願いすることかな？　でも協力してくれる人がいません」（←解決策2＋障害を知る）

面接医「他には？」

研修医「う〜ん，実は寝る前に，ベッドの中でスマホでくだらない動画を見てしまって，眠れなくなっているのです．もうやめます．他にいい方法もないし」（←解決策3）

面接医「えっ？　そうだったんだ．じゃ，いつからやめる？」（←行動を促す）

研修医「今日からやめて，ベッドに入ったらすぐ寝るようにします」

面接医「動画を見るのをやめてすぐ寝ると，睡眠が確保できるし，時間に遅れないことで指導医の先生や看護師さんとうまくいきそうですね」

◯おわりに

　コーチングの構造的にシンプルで難しくはないが，慣れるまでは練習が必要，という声をよく聞きます．まずは「3分間のコーチング」を試していただければ幸いです．

引用・参考文献

1） 柳澤厚生，他．コーチングで保健指導が変わる！　医学書院，2008．pp.1-41.
2） 松本一成．糖尿病臨床へのコーチングの応用．心身医学．2018；58：530-533.
3） 森谷 満，他．医療コーチング・スキルにより改善した機能性ディスペプシアの1例．消化器心身医学．2010；17：55-60.
4） 鱸 伸子，他．コーチングの技法（特集 不定愁訴に立ち向かう）．治療．2010；92：255-261.
5） 佐藤文彦．コーチングで病院が変わった 目に見えない道具で「医師の働き方改革」は進化する．ディスカヴァー・トゥエンティワン，2021．pp.146-205.
6） 横尾英孝，他．コーチングによる診療参加型臨床実習中の学習者の行動変容と学習効果向上に関する研究（第1報）．医学教育．2018；49（suppl）：211.
7） 三好智子，他．効果的なフィードバックの伝達および省察・行動変容を促すコーチングをブレンドした面談モデル：R2C2モデルの紹介と日本語版．医学教育．2022；53：77-82.
8） 伊藤 守．3分間コーチ ひとりでも部下のいる人のための世界—シンプルなマネジメント術．ディスカヴァー・トゥエンティワン，2008．pp.24-30.
9） 鱸 伸子．医療従事者のためのコーチング．人間ドック．2009；23：1152-1170.
10） 太田 肇．承認とモチベーション．同文舘出版，2011．pp.38-49.
11） Hurson T. Think Better: An Innovator's Guide to Productive Thinking. McGraw-Hill, 2007. pp.67-81.

（森谷 満）

3）価値観にふれる（目標設定のヒント）

ポイント	▶ 価値観を尊重したコーチングでバーンアウトを回避する.
	▶ 価値観から目標を設定する.
	▶ 目標を「SMART」で明確にし，達成（結果）に向かう.
	▶ 大きい目標はマイルストーンを用いて分割する.

◯ はじめに

『夜と霧』の著者として有名なFranklは，アウシュビッツ強制収容所での体験を踏まえ，人間の基本的動機づけを「意味への意志」とし，自分の責任の上で意味の世界に対応した自己決定を援助する治療技法「ロゴセラピー（logotherapy）」[1]を提唱しました．現在向かい合っているストレスの意味，さらには人生の意味やミッションが明確な場合は，それに越したことはありません．そのような場合，コーチングはスムーズに行われるでしょう．ここでは人生の意味とまではいかなくても，価値観に重点を置いて，コーチングの目標設定を考えてみましょう．

実際，バーンアウトに対してコーチングを行う際，一歩進んで価値観を明らかにしてから，目標を設定することが多い印象です．特に何かに行き詰った時，価値観をもとにした新たな目標を再設定する，いわゆる**視点を変える**ことでうまくいくことも多く経験しています（前項のLevel 1 と 2 を参照）．

本項ではLevel 3 として，**価値観にふれるコーチング**をテーマとします．新しい認知行動療法と言われる「Acceptance & Commitment Therapy（ACT）」は行き詰った時に有用な心理療法で，価値を重要なものとして扱います．そこで言われる価値とは，「自分は人生でこれをやりたい」「これを大切にしたい」「いつもこんなふうに行動したい」といったことを言葉にしたものとされています[1]．例えば，「患者さんから感謝されたい」「ノーベル医学賞級の研究をしたい」「家庭生活が何よりも優先」「教授になりたい」「お金を稼ぐことが何より大切」などで，野口英世の「偉くなるのがかたき討ちだ」という名言も価値に入ると思われます．他にも，挑戦，思いやり，つながり，貢献などがあります．

価値は方向性を示すコンパスのようなもの **図3-9** （P.142）で，理由づけは必要

なく自由に選択でき，追い求めるのではなく，軽く持っているくらいの感覚が良い とされます[2]．価値は，今ここにあるもので，その価値に基づいた目標は未来にあ ります．

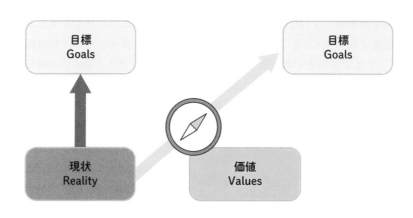

図3-9 価値は方向性を示すコンパスのようなもの

その価値観に沿った目標を設定することにより，自分自身の信念や価値観とは何 かを考える中で，本来の自分への気づきが導かれます[3]．うつでは価値に基づいた 行為への取り組みが減っている[4]と言われており，自分の価値に沿わない目標ばか りでは，うつやバーンアウトに陥りやすくなると考えられます．

あなたの持っている価値は何でしょうか？ 次節「セルフ・コーチング」の価値 観のリストも参考になるかもしれません（→P.149）．

● 価値から目標設定へ

それでは，価値から目標を考えてみましょう．ここでは「**SMART**」と「**マイルス トーン**」という手法を紹介します．価値観から目標達成（結果）までの全体像をフォー カスしていくイメージとともに **図3-10** に示します．

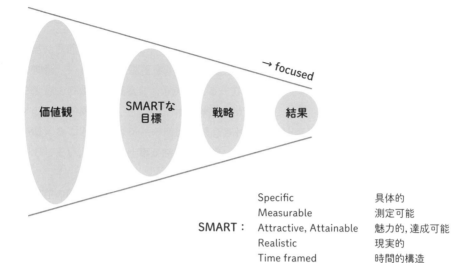

	Specific	具体的
	Measurable	測定可能
SMART：	Attractive, Attainable	魅力的, 達成可能
	Realistic	現実的
	Time framed	時間的構造

図 3 -10　価値観から目標達成（結果）まで

　SMARTは多少のバリエーションがありますが，一般的には「Specific（具体的）」「Measurable（測定可能）」「Attractive・Attainable（魅力的・達成可能）」「Realistic（現実的）」「Time framed（時間的構造）」の要素で，これらの頭文字をとってSMARTとし，これらの要素を含む目標が良いとされます．特にAttractive・Attainable（魅力的・達成可能）が見落とされがちで，**一生懸命やってようやく手が届く目標が良い**とされています．

　また，Attainable（達成可能）な目標設定のために，大きな目標に対してマイルストーン（元来は 1 マイルごとに置かれている標石の意味）を置いて分割する方法 **図 3 -11** (p.144)があります．

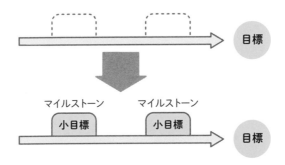

図 3 -11 マイルストーンを置く

特に医学教育の分野で発展がめざましく，研修医の評価などに用いられています[5,6]．その資料をもとに簡略化した病歴聴取のマイルストーンの一例を示します **図 3 -12** ．

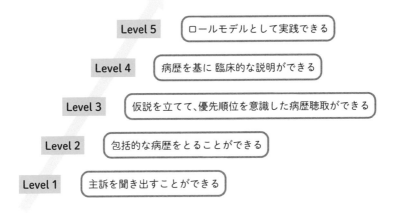

Level 5	ロールモデルとして実践できる
Level 4	病歴を基に 臨床的な説明ができる
Level 3	仮説を立てて、優先順位を意識した病歴聴取ができる
Level 2	包括的な病歴をとることができる
Level 1	主訴を聞き出すことができる

図 3 -12 病歴聴取のマイルストーンの一例

筆者はSMARTの「S」にスモール・ステップを，「M」にマイルストーンを加えています．いずれも１回の目標を小さくすることで有能感を高め，目標達成がしやすくなります．

◯事例

ここで，例を示しましょう．

20代内科研修医．価値観：患者さんに配慮できる医師になりたい．

　都市型研修病院でローテート中．救急対応がある脳神経外科と循環器内科のハードな科を回り終えた後，燃え尽き感が生じ，業務をこなしているのが精一杯となり，意欲も低下してきました．現在血液内科を回っていますが，がん化学療法が中心で，救急はほとんどありません．救急診療の緊張感はなくなったものの，積極的に診療に関われなくなりました．

面接医「ハードな科で大変でしたね．今後どんなふうになったらいいでしょうか？」
　　　（←目標設定1）

研修医「そうですね．この研修を終えて，漠然とですが内科，それも内科の中でも分野を決めない総合内科を考えています．今回のようなローテートはありがたいのですが，ハード過ぎました」

面接医「現在のところではどうですか？」（←現状の把握）

研修医「忙しいのと化学療法で間違いがあるといけないので緊張はしますが，前の2科よりずっといいです．でも，いいはずなんだけど，なぜか動悸が止まりません．研修が終われば，なくなるのかもしれません」

面接医「今後の研修ローテートは比較的楽にできそうな科にしてみてはどうでしょう？」（←マイルストーンを検討）

研修医「あと2週で血液内科が終わります．その次がクリニック研修なので17時に終わります」

面接医「その時期に何をしたら解決に向かうでしょうか？」（←解決策を練る）

研修医「その頃になれば，やりたいことを考える余裕ができると思います．やりたいことができれば，今のハードな研修の意味が実感でき，動悸がおさまるのではと期待しています」

面接医「"やりたいこと"と言いますと？」

研修医「臨床倫理に興味があります」（←価値観と目標設定2）

面接医「臨床倫理って，すごく大事なことだよね．そこに気づける研修医ってめったにいません」（←承認）

研修医「そうなんです．同僚とはあまり話が合わなくて，浮いています」

面接医「臨床倫理は，どういうことから興味を持ったのですか？」（←価値観）

研修医「患者さんに配慮できる医師になりたいという思いからです」

面接医「患者さんに配慮できる医師になりたいという思いは，すばらしい価値観だと（私は）思います」（←Iメッセージ）

研修医「ありがとうございます」

面接医「ところで臨床倫理はどう学びますか？」（←解決策を練る2）

研修医「いくつかの大学でやっているのは知っています．時間ができたら，ホームページや論文を見ます．学会はどうでしょう？　実際に，実践されている大学の先生とお会いしたいです」（←解決策1～3）

面接医「すでに計画できているところがすごい！　いい学会を紹介していいですか？」（←承認と提案）

研修医「ぜひ！」

面接医「American College of Physician 日本支部です．支部総会で臨床倫理のセッションもあります」

研修医「ACPは名前だけ聞いたことがあります．ぜひ検討させてください」

面接医「他にも，やりたいことはありますか？」

研修医「実は茶道を習ってみたいです．いずれ留学も」

面接医「留学先でお茶を披露？」

研修医「はい……．なんか気持ちが軽くなってきました」

　以上の対話における「価値観―目標―行動」[7]を図示すると **図 3 -13** になります．

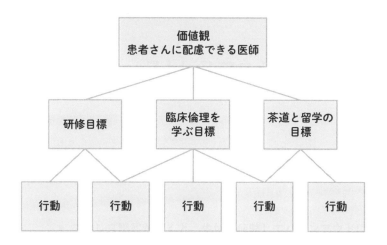

図 3 -13 価値観―目標―行動

◯ おわりに

　バーンアウトでは，価値観から目標を設定することが望ましいと考えます．その目標はSMARTで作成し，スモール・ステップであることが理想です．

引用・参考文献

1) ヴィクトール・フランクル．赤坂桃子（訳）．ロゴセラピーのエッセンス．新教出版社，2016．pp.17-19.
2) ラス・ハリス．武藤 崇（監訳）．よくわかるACT（アクセプタンス＆コミットメント・セラピー）明日からつかえるACT入門．星和書店，2012．pp.318-351.
3) 小倉 広．コーチングよりも大切なカウンセリングの技術．日本経済新聞出版，2021．pp.60-62.
4) ジョアン・C・ダール，他．熊野宏昭，他（監訳）．ACTにおける価値とは．星和書店，2020．pp.164-167.
5) 尾形和泰．研修目標の新しい考え方Milestone．2015年4月7日
https://aequalis.jp/learning/vol_02/ogata_milestone.pdf (Accessed Feb 14, 2023)
6) ACGME. Internal Medicine Milestones. Implementation Date: July 1, 2021.
https://www.acgme.org/globalassets/pdfs/milestones/internalmedicinemilestones.pdf (Accessed Feb 14, 2023)
7) Grant AM. Goals and coaching. In: Handbook of Coaching Psychology. Routledge, 2019. pp.34-50.

（森谷 満）

4) セルフ・コーチング

> ポイント
> ▶ セルフ・コーチングは，コーチングのスキルを用いて，自問自答しながら自分の考えや能力を引き出す技術である．
> ▶ セルフ・コーチングでは，人生の価値観，自分の強み，エッセンシャル思考に基づく時間管理を意識することが重要である．

◯ はじめに

医師がバーンアウトしないようにメンタル・ヘルスを維持することは重要です．**セルフ・コーチングは，コーチングのスキルを用いて，自問自答しながら自分の考えや能力を引き出す技術です**[1]．本項では，人生の価値観とミッション，強み，時間管理，エッセンシャル思考といったメンタル・ヘルスを維持するために有用な，自問自答できるツールを集めてみました．セルフ・コーチングを知っておくと，コーチングを受ける際にも大切な解決へのリソース（資源）になります．

◯ 人生の価値観とミッション

すでに価値観や使命，あるいはミッションをお持ちであれば，それを大切に持ち続けてください．まだそれをお持ちでない，意識したことがない人は，落ち着いた場所で価値観について考えてみてください．以下に価値観のリスト **表3-10** を提示します（もちろん，このリスト以外のものでも構いません）．リストをヒントに，明らかになった価値観はどのようなものか考えてみましょう．

例えば，前項では「患者さんから感謝されたい」「ノーベル医学賞級の研究をしたい」「家庭生活が何よりも優先」「教授になりたい」「お金を稼ぐことが何より大切」「偉くなるのがかたき討ちだ」を挙げました．

表3-10 価値観のリスト

● 挑戦	● 柔軟性	● 優しさ
● 思いやり	● 寛大さ	● 寛容
● つながり	● 自由	● 秩序
● 貢献	● 楽しさ	● 忍耐力
● 協力	● 感謝	● 喜び
● 勇気	● 誠実さ	● 責任
● 想像力	● 謙虚さ	● 成長
● 好奇心	● ユーモア	● 援助
● 健康	● 勤勉さ	● 信頼
● 美	● 愛	

○ セルフ・コーチング

価値観・使命・ミッションから，コーチングの目標設定を行いましょう．また，その価値観・使命・ミッションのために，達成すべき目標は何でしょうか？ そして，その目標達成のための行動は何でしょうか？ 全体像を 図3-14 に示します．

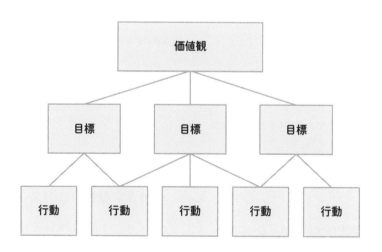

図3-14 価値観—目標—行動（文献 2 より引用）

では，価値観をもとに仕事，プライベート，健康について，それぞれの目標を記入していきましょう 図3-15 .

	仕事	プライベート	健康
目標設定			
現状の把握			
障害と強み			
戦略を練る			
行動を促す			

図3-15 セルフ・コーチング・シート

ここからは本質的にコーチングと同じです．

[ステップ(1) 目標設定]

「どんなふうになりたいですか？」
「それを手にいれるとどうなりますか？」
「それをやり遂げたらどう変わりますか？」
「目標について具体的にしてみましょう」
〔←SMART／3）「価値観にふれる」（→P.141）を参照〕

[ステップ(2) 現状の把握]

「今はどのような状態ですか？」
「目標との差（ギャップ）はどのくらいですか？」

[ステップ(3) 障害と強み]

「目標達成の障害となっているのは何ですか？」
「今まででうまくいったことは何ですか？」
「あなたが持っている強みは何ですか？」
「サポートしてくれる人は誰でしょう？」

［ステップ（4）戦略を練る］

「解決方法を3つ挙げてみましょう」

「どの方法が有効でしょうか？」

「どの方法が着手しやすいでしょうか？」

［ステップ（5）行動を促す］

「いつから始めますか？」

「何から始めるといいですか？」

いかがでしたか？　自問自答しながら，目標達成に向けた行動が明確になったでしょうか？

◯ 強み

はっきりとした強みを持っていると，人生の様々な場面で有利になります．例を **表3-11** に示します．

表3-11　強みの例

● 自分自身の強み	● 環境の強み
○○のスキルを持っている	収入がある
○○の資格を持っている	貯金がある
○○の知識がある	金銭トラブルがない
○○の趣味がある	自分の時間がある
体力に自信がある	
いつも笑顔である	● 人間関係（動物も）の強み
病気がちではない	相談できる人がいる
生きがいがある	家族関係が良好である
いつも自然体である	ペットがいる

しかし，強みは自分自身ではなかなか気づかないもので，コーチからのフィードバックや他の人からの指摘も，大いに参考になります．また，強みをより客観的に（例えば，目標志向，社交性，親密力，学習欲などから）とらえるツールがあります **表3-12** （P.152）．

表 3-12　強みを客観的にとらえるツール

1．VIA Character Strength[3)]	ポジティブ心理学の第一人者，Peterson と Seligman が開発したweb上の無料強み診断ツール．日本語にも対応
2．Strength Finder[4)]	「さあ，才能に目覚めよう」という書籍を購入，その中にあるアクセス・コードをWeb上で入力して診断する
3．Strength Developer[5)]	一般社団法人 ポジティブ・イノベーションセンターが開発した日本独自の強みを生かすこと重視した有料のツール．日本人の働く現場では，強みを活かすのはもちろんですが，このツールでは弱みに相当する努力ゾーンにも目を向けます．苦手意識がありながらもチャレンジして使っていけば将来強みとして開発できるとされます

◯時間管理

何かに挑戦する時，時間がないと焦るかもしれません．そう，**何かを選ぶことは，何かを捨てること**[6)]（エッセンシャル思考）です．一般には，緊急度ー重要度で四分割表[7)]を作成するのですが，「緊急」というと「救急」というイメージになってしまうため，ここでは，緊急度を「予定を他人が決める／予定を自分が決める」に変更します **図 3-16**．

	予定を他人が決める	予定を自分が決める
重要性が高い	• 患者の急変やクレーム処理 • 通常の診療・研究・教育 • 締め切りがある仕事 • 重要な会議	• 学会や研修会への参加 • 自主学習 • 健康管理 • 家族との時間
重要性が低い	• 重要ではない会議 • 税金対策の電話	• 意味のない長話 • 広告メール

図 3-16　重要性と予定を決める人

[**図3-16** −**左上**(予定を他人が決める／重要性が高い)]
　主に予定は他人が決め，時間的に拘束される重要なこと．ここには，緊急性の高い患者の急変やクレーム処理，通常の診療・研究・教育，締め切りがある書類作成などの仕事，重要な会議などが入ります．これは必然的に優先的に行っていると思います．

[**図3-16** −**左下**(予定が他人が決める／重要性が低い)]
　主に予定は他人が決め，時間的に拘束されるが重要ではないこと．ここには，重要ではない会議や税金対策の電話などが入ります．なるべく減らすことをお勧めします．

[**図3-16** −**右上**(予定を自分が決める／重要性が高い)]
　主に予定は自分が決め，重要なこと．ここには，差し迫っていない学会活動や研修会，自主学習，健康管理，家族との時間などが入ります．なるべくこの領域を増やしていきましょう．

[**図3-16** −**右下**(予定を自分が決める／重要性が低い)]
　主に予定は自分が決め，重要ではないこと．ここには，意味のない長話や広告メールを見せられることなどです．ここは減らしていきましょう．

　いかがでしょうか？　まずはリストアップして，どれを増やすか，どれを減らすか考えてみましょう．時には，時間的に拘束され重要なことを減らすことになるかもしれません．また，業務を他の人に委託することが必要になるかもしれません．リストアップ中は，あれこれ指示を出すのではなく信頼してやり方を自由に選ばせ，結果は責任を持たせるのがコツと言われています[6]．

◯ おわりに

　セルフ・コーチングは自己洞察力を高めます．またコーチングを受ける際の効果を増強すると考えられ，お勧めしたい方法です．

引用・参考文献

1) 鑪 伸子, 他. ナースのためのセルフ・コーチング. 医学書院, 2010. pp.iii-iv, pp.1-64.
2) Grant AM. Goals and coaching. In: Handbook of Coaching Psychology. Routldege, 2019. pp.34-50.
3) The VIA Character Strengths Survey. https://www.viacharacter.org/Survey/Account/Register (Accessed Feb 14, 2023)
4) トム・ラス. 古屋博子 (訳). さあ, 才能 (じぶん) に目覚めよう 新版 ストレングス・ファインダー2.0. 日本経済新聞出版, 2017.
5) Strength Developer®.
   https://positiveinnovation.org/strength-developer/ (Accessed Feb 14, 2023)
6) グレッグ マキューン. 高橋 璃子 (訳). エッセンシャル思考 最少の時間で成果を最大にする. かんき出版, 2014. pp.68-79.
7) スティーブン・R. コヴィー. フランクリンコヴィージャパン (訳). 完訳 7つの習慣 新装版 人格主義の回復. キングベアー出版, 2015. pp.192-249.

（森谷 満）

5）コーチングQ＆A

Q1 コーチングとカウンセリングは，どう違いますか？

　コーチングもカウンセリングも傾聴（受容と共感）という点が共通です **図3-17**．カウンセリングは，過去に起きたことを「現在」（今ここで）話してもらい，様々な気づきから解決していきます．一方，コーチングはどうなりたいか（目標）ということから，現在何をしていくのかという「未来」に向かったアプローチになります．しかし，実際の場面では話を聴いてほしい相談者（クライエント）も多く，十分カウンセリングを行って，前向きの発言が出るようになってからコーチングに移行する場合も多いです．

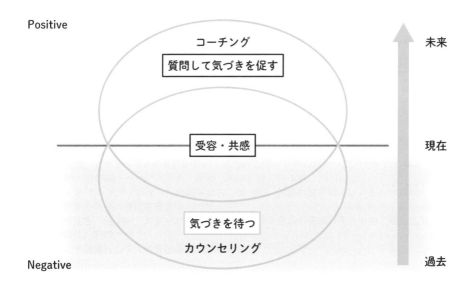

図3-17 コーチングとカウンセリングの比較

Q2 コーチングは無理やりに相手の考えを引き出すイメージですが，どうでしょうか？

かつて相手の中にある可能性を潜在化させるという意味で，コーチングでは「引き出す」という表現を用いることが多かったです．しかし，コーチが無理やり引き出すといった誤解を生んでしまったのは事実です．コーチングはあくまでも，問いを共有し，一緒に探索し，発想しやすくするアプローチです．そこで「引き出す」という表現をやめて「発想を促す」アプローチとする風潮が出てきました[1]．

Q3 コーチングは型にはまった質問をするので，ぎくしゃくするような感じがします．

いわゆる「コーチングくささ」ですね．茶道や華道，武道でいわれている「守破離」と同様，ある程度慣れたら自分なりにアレンジしてみましょう．例えば，目標設定なら「どうなったらいいでしょうね？」，解決策を練る時では「作戦を考えてみよう？」「どんな工夫があるでしょうか？」などです．

Q4 コーチングを行ってはいけない人はいますか？

基本的に質問して答えてもらう手法なので，対話ができない人はコーチングできません．かつてはアンコーチャブル（uncoachable; コーチングに向かない）な対象者として精神疾患が挙げられていましたが，対話さえできればうつ病やバーンアウトの患者にも用いることは可能で，むしろ用いることは基本と考えます．ただし目標設定は相当慎重に行い，無理をしないよう極端なスモール・ステップで行い，心療内科や精神科など専門家への紹介も常に念頭に置いてください．

Q5 コーチングをやっていて，しんどくないですか？

最初の目標を決めるまでは，しんどいこともあります．気分の重さがどこからなのか，どこを目指せば解決するか，時間を要しますし辛抱が必要です．ただし，いったん目標という方向性が決まれば，できているところ・できそうなところを見つけ，どう実行するかの前向きな話になり，対話が楽しくなります．次回どうなっていく

のか，わくわくすることさえあります．

Q6 患者満足度は上がりますか？

肥満，糖尿病，メタボリックシンドローム，心身症などの患者さんへの診療で良い印象を得ています．患者満足度調査の多変量解析で，医師の技術，医師との対話，患者の意思尊重に関連[2]していました．コーチングは「医師との対話」と「患者の意思尊重」のいずれにも関連しており，患者満足度を高めると推測されます．

Q7 ナラティブ・アプローチとの関連は？

コーチングを行うことで内容が整理され，目標を「より明確な物語（ナラティブ）」にすることができます．また，新しい物語を創造しやすい環境を提供することにもなり，ナラティブを促進する方向に支援することになります．Law[3]は学習心理学の視点からナラティブ・コーチングを提唱しています．

Q8 動機づけ面接を学んでいますが，コーチングを行っても問題ないでしょうか？

コーチングは自分が前向きに行いたいものを扱いますので，気が向かないもの，いわゆる行動変化を始めるつもりはない時期（変化ステージモデルの前熟考期）では行えません．そこで動機づけ面接を行い，動機を固めた上で，コーチングを行うのがベストです．コーチングと動機づけ面接は相性がいいと思われます．ただし，類似した概念，承認と是認などに注意してください．

Q9 コーチングと治療的自己の関係は？

治療的自己とは「医師自身の人柄が患者の病を癒すことに影響する」[4]という観察に基づいて提唱された概念です．コーチングと重なる部分が多く，コーチングの実践は治療的自己を高めると考えます．例えば，患者にコーチング技法を用いると「患者として話を聴いてくれただけではなく意思を尊重してくれた」と感じ，より医療者に親近感を持ち，その結果，自由な発想で解決策が浮かびやすくなり，解決に

向かうという機序があります．これは治療的自己でいう患者の行動の変容を助ける能力[5]と一致します．また，治療的自己で強調されるコミュニケーションの技法のうち，受容的共感，理解，うなずき，あいづちは，コーチングでいう傾聴，ゼロ・ポジション，承認であることも共通します．そして，相談者（クライエント）が目標を達成した時，コーチも心から賞賛することは，治療的自己で重視される共鳴の体験だと思われます．そのため，コーチングの実践は治療的自己を高めると考えています．

Q10　コーチング・セミナーやワークショップはありませんか？

ビジネス・コーチングはコーチ・エィやCo-active training institute（CTI）などの団体がありますが，受講費用や期間の関係で推奨していません．医療者向けには臨床コーチング研究会[6]があります．不定期ですが，岐阜大学医学教育開発研究センター（MEDC）[7]や日本保健医療行動科学会[8]でコーチング・ワークショップが開催されることがあります．

国際学会としてInstitute of Coaching（米国）[9]やInternational Society for Coaching Psychology（英国）[10]があります．

Q11　コーチングではもの足りなくなってきました．
　　　次に学んだら良い心理療法を教えてください．

コーチングと相性がいいのは，「解決志向アプローチ」と「認知行動療法」です．すでにそれらを総合した「統合的アプローチ」[11]は紹介されていますが，今後これらをどう学んだらいいかは検討中です．特に，ポジティブな部分を徹底的に探していく解決志向アプローチは，悪いところをなおす，いわゆる雑草を抜くのではなく，良いところを見つけて伸ばす，いわゆる花を育てるポジティブ・アプローチ[12]の一つとして注目しています．また，コーチングはポジティブ心理学の近接領域であり[13]，興味深い分野であります．

Q12 コーチングのエビデンスはありますか？

　大規模臨床試験は行われていませんが，2型糖尿病[14]，慢性腎臓病[15]，がん性疼痛[16]，終末期医療[17]，メンタルヘルス[18]などの小規模RCTが報告されています．

引用・参考文献

1）　鈴木義幸．新 コーチングが人を活かす．ディスカヴァー・トゥエンティワン，2020；3-15.
2）　塚原康博．患者満足の国際比較．医師と患者の情報コミュニケーション〜患者満足度の実証分析〜．薬事日報社，2010．pp.113-153.
3）　スティーブン パーマー，他（編）．堀 正，他（訳）．コーチング心理学ハンドブック．金子書房，2011．pp.207-227.
4）　山岡昌之．治療的自己再考〜治療的自己を磨くには．日心療内誌．2021；25：155-158.
5）　桂 戴作，他．よくわかる心療内科．金原出版，1997．pp.70-73.
6）　日本臨床コーチング研究会
　　　http://rinsho-coach.net/mt/public/hp/ (Accessed Feb 14, 2023)
7）　岐阜大学 医学教育開発研究センター（MEDC）
　　　https://www1.gifu-u.ac.jp/~medc/ (Accessed Feb 14, 2023)
8）　日本保健医療行動科学会
　　　https://www.jahbs.info/ (Accessed Feb 14, 2023)
9）　Institute of Coaching
　　　https://www.instituteofcoaching.org/ (Accessed Feb 14, 2023)
10）　International Society for Coaching Psychology
　　　https://www.isfcp.info/ (Accessed Feb 14, 2023)
11）　O'Riordan S, et al. Introduction to Coaching Psychology. Routledge, 2021. pp.37-65.
12）　松隈信一郎．ポジティブサイコロジー 不登校・ひきこもり支援の新しいカタチ．金剛出版，2020．pp.21-28.
13）　Green S, et al. Positive Psychology Coaching in Practice. Routledge, 2019. pp.1-20.〔西垣悦代（訳）．ポジティブ心理学コーチングの実践．金剛出版，2019．pp.23-48.
14）　Pirbaglou M, et.al. Personal Health Coaching as a Type 2 Diabetes Mellitus Self-Management Strategy: A Systematic Review and Meta-Analysis of Randomized Controlled Trials. Am J Health Promot.2018; 32: 1613-1626.
15）　Chan CH, et al. Evaluating the Impact of Goal Setting on Improving Diet Quality in Chronic Kidney Disease. Front Nutr. 2021; 8: 627753.
16）　Street RL Jr, et.al. Improving physician-patient communication about cancer pain with a tailored education-coaching intervention. Patient Educ Couns.2010; 80: 42-47.
17）　Rodenbach RA, et al. Promoting End-of-Life Discussions in Advanced Cancer: Effects of Patient Coaching and Question Prompt Lists. J Clin Oncol. 2017; 35: 842-851.
18）　Melnyk BM, et.al. Interventions to Improve Mental Health, Well-Being, Physical Health, and Lifestyle Behaviors in Physicians and Nurses: A Systematic Review. Am J Health Promot. 2020; 34: 929-941.

（森谷 満）

4 援助希求力

1）援助希求

ポイント

▶ 困難な状況にある時，周囲にサポートを積極的に求めることを「援助希求行動」と呼ぶ．

▶ 援助希求行動の障壁として，助けを求めることへのスティグマが存在する．

▶ 援助希求行動を当事者の責任にするのではなく，援助希求行動を起こしやすくする周囲の配慮，普段からの関係性の構築が大切である．

● 援助希求とは

問題や悩みを抱えて自分では解決しきれないと感じた時に，誰かに相談したり，助けを求めたりしようとする態度のことを「**援助希求 (help-seeking) 行動**」と呼びます．精神的なストレスやバーンアウト症状を持つ方の場合には，狭義にメンタルヘルスの専門家に相談・受診する行動を指す言葉として用いられることもあります．

人は生きていく上で適切なタイミングで援助希求行動を起こすことが欠かせません．読者の方々がこれまでの人生を振り返っても，つらい時や苦しい状況に置かれた時，家族や友人，職場の同僚など多くの方々に助けを求め，そして助けられてきた経験があるはずです．

◯ 医師における自殺リスクと援助希求行動

　コロナ禍前の米国人医師を対象にした大規模研究では，医師の15人に1人が過去1年間に希死念慮を経験しており，これは他の職種より高いことが報告されています．その原因として医師という職業におけるバーンアウト率の高さ，医療過誤や医療訴訟リスクに加え，患者やその家族への感情労働による精神的疲弊，医師としての職業倫理感に裏打ちされた高いプライドなどが考えられています[1]．

　これまでの研究で，希死念慮を抱いたり，バーンアウト状態にあったりした医師は，そうでない群に比べて援助希求行動が乏しいことがわかっています[1,2]．援助希求行動が乏しいために希死念慮を抱いたりバーンアウトに陥ったりするのか，逆に，希死念慮を抱くような状態になるほど精神的に打ちのめされていると援助希求行動を起こせなくなるのか，因果関係は不明です．しかし，できるだけ早い段階で援助希求行動を起こすことが自殺リスクを低減し，バーンアウトの回避につながる可能性は十分あると考えられます．

◯ 援助希求を阻害する因子

［ ⅰ ）スティグマ ］

　一般の方にとってもそうですが，様々な医学知識のある医師にとってすら，精神的に不調を感じた際にメンタルヘルスの専門家を受診することをためらう傾向があります．その最大の理由は精神的な症状や疾患に対する「**スティグマ**（stigma）」です[3]．

　スティグマという言葉は元来，浮浪者や奴隷を見分けるための烙印として使われた皮膚に残る消せない傷痕を意味しました．こうした経緯から現在では，ある人の持つ「病気」や「属性」，「特性」などが，「通常」の人々とは区別され，社会的にネガティブな特徴として捉えられることを指す言葉として用いられるようになりました．ある種の「社会的偏見」や「差別」と言ってもいいでしょう．当然，スティグマの存在は人々の行動を変化させたり，制限させたりすることにつながります．

　「精神的に疲れている」ことや「精神疾患に罹患している」こと，またメンタルヘルスの専門家を受診するという行為が，周囲や社会からネガティブな特徴としてとらえられるのではないかとの恐れが，医師を援助希求行動から遠ざけているのです．また，医師は精神疾患に対する理解が一般の人々よりも高いにもかかわらず，医師

自身も周囲や社会と基本的には同じ大きな価値観の中で生きているために「精神的な不調をきたしている」ということをセルフ・スティグマとして捉えてしまうことにもつながっています。

　医療に携わる者として，職場での話し合いや勉強会などを通じて，普段からこのようなスティグマの排除に努めることが必要です。

ii）周囲の環境

　また，メンタルヘルスの専門家に受診する以前に，周囲に助けを求める・苦しんでいると打ち明けることすらできない医師もいます。読者の中にも，上司や同僚に「助けて」が言えない，言いにくい状況を感じ，苦しまれた経験をお持ちの方もおられると思います。

　近年，若年者を対象とした自殺予防教育の施策として「SOSの出し方教育」という文言が登場しました[4]。「困った時に誰かに助けを求めること」を子供たちに教育し，その力（**援助希求力**）を育てることで将来の自殺を防ごうという試みです。これに対し現場からは**「助けて」と言わせることへの違和感**が指摘されています[5]。弱さをオープンにして「助けて」と言う義務が個人の側にあるといった新しい自己責任論になってしまうことへの懸念や，むしろ「助けて」と言えないうちに助けてもらっている関係ができあがっていることが重要なのではないか，といった反論です[6]。

　このような反論は，医師の職場においても当てはまるはずです。例えば，バーンアウト寸前の状態になりやっとの思いで相談した時，もしくは相談すらできずに精神的なつらさを抱え込んでいるうちに医療ミスを起こしてしまった時，「どうして今まで相談してくれなかったの？」と上司や同僚に問われるという状況を思い浮かべてください。決して本人の援助希求力の乏しさに原因があるとは言えないのではないでしょうか。**援助希求行動は周囲の察知力や包容力とセットになっていると考えるべき**であり，普段からの周囲の理解，気づき，関係性の構築が重要です。

◯最後に

　適切なタイミングで援助希求行動を起こすことはバーンアウト予防につながる可能性があります．一方で，援助希求行動に対するスティグマが高い障壁となり，当事者は行動を起こすことが容易ではありません．そのことを理解した上で，普段からちょっとした困りごとを相談し合える職場環境を整備し，良好な関係性を構築することが必要です．

引用・参考文献

1）　Shanafelt TD, et al. Suicidal Ideation and Attitudes Regarding Help Seeking in US Physicians Relative to the US Working Population. Mayo Clin Proc. 2021; 96: 2067-2080.
2）　Dyrbye LN, et al. The Relationship Between Burnout and Help-Seeking Behaviors, Concerns, and Attitudes of Residents. Acad Med. 2021; 96: 701-708.
3）　Stigma and discrimination. World Health Organization. Regional Office for Europe. https://www.euro.who.int/en/health-topics/noncommunicable-diseases/mental-health/priority-areas/stigma-and-discrimination (Accessed Feb 14, 2023)
4）　文部科学省．文部科学省初等中等教育局児童生徒課長・厚生労働省大臣官房参事官（自殺対策担当）通知　「児童生徒の自殺予防に向けた困難な事態，強い心理的負担を受けた場合などにおける対処の仕方を身につける等のための教育の推進について」平成30年1月23日．
5）　松本俊彦．「助けて」が言えない SOS を出さない人に支援者は何ができるか．日本評論社，2019.
6）　手島将彦．「助けて」を言えない社会の方に問題はないか？　他人に助けを求める「援助希求行動」．https://rollingstonejapan.com/articles/detail/32490/3/1/1 (Accessed Feb 14, 2023)

（牧石徹也）

終章　バーンアウトかも，と思ったら

あなたへの手紙

今日も一日，本当にお疲れ様でした．

毎日，朝早くから夜遅くまで，本当にお疲れ様です．外来では救急患者さんや初診患者さん，それに対応の難しい患者さんのお話を嫌な顔一つせず傾聴して共感の言葉をかけ，お昼ご飯もそこそこに，午後は回診や往診，患者家族への病状説明などに追われ，夕刻，「学会の準備をしないといけないけど，今日だけは早く帰ろう」と思う日に限って緊急入院患者さんの担当にあたってしまう……．責任感が強く，それを断らないあなた．これだけ精一杯頑張っているにもかかわらず，上司や同僚，時に研修医や実習生から発せられた何気ない批判的な言葉が，あなたの心を深く傷つけたことは，一度や二度ではないでしょう．

根雪のように積み重なった身体の疲れはたまの休日に休むくらいでは簡単にとれるものではなくなり，そしてあなた本来の溢れるほどの優しい感情は，患者さんやご家族への共感，それに上司同僚後輩への気遣いで使い尽くされ，いつ枯れてもおかしくない状態になっていることは，容易に想像がつきます．

仕事を離れても，家族との関係は単純ではないですよね．それぞれの家族には外からは窺い知ることのできない様々な事情が複雑に絡んでいて，癒されることもあれば心を痛めることもあり，時に強いストレスを感じることだってあると思います．また，身近な人や同世代の活躍が時に眩しすぎるよう感じられ，その光ゆえに作られる自分の影ばかりに目が向き，自分を責めてしまうこともあるでしょう．私自身がそうでした．

私はこれまでに，身近な人の自死を2度経験しました．そのうちの一人，A先生は私の大学時代の恩師です．私が大学に入学した時分にはすでに医師としてご活躍

をされていて，時間を見つけては私の所属していた運動部にコーチとして指導に来てくださいました．本気で叱ってくださり，熱心に指導してくださいました．私はA先生を，人として，また医師として，とても尊敬していました．お仕事での活躍がメディアで紹介されたこともあったりして，私にはA先生のキャリアは順風満帆に見えました．しかし，そのわずか数年後，A先生は突如帰らぬ人となりました．ご遺族は「過重労働が原因」として勤務先の病院に損害賠償を請求する裁判を起こされました．

　また，私はこれまでに，バーンアウトしていく若い先生を何人も見てきました．皆，正義感と責任感が強く，向学心旺盛で，人一倍仕事を抱え込み，また人一倍気遣いの人であったり，ムードメーカーとして忘年会などで皆を楽しませたりしてくれた人たちでした．B先生は後期研修を修了後，当時私が勤めていた病院で救急医として働き始めて数年目の女性医師でした．科の違う私にも気さくに明るく話しかけてくれ，職場内でも頼りにされていたB先生は，ある日突然病院に来なくなりました．伝え聞くところによれば，明らかにバーンアウトのようでした．そしてB先生は燃え尽きる寸前まで笑顔で勤務されていたそうです．おそらく笑顔という仮面の下に，憔悴しきったB先生の素顔が年余にわたって隠されていたに違いありません．そしてそのことに私も気づくことはありませんでした．

　この手紙を読んでくださっているあなたへお願いです．この本を読むことができる程度の気力がまだおありなら，ぜひ一通り目を通してみてください．気になるところだけをかいつまんで読んでいただいても結構です．何かしらお役に立つことが書かれています．もし，読んでも頭に入らない，読む気力すらないという場合は，すぐにあなたの信頼する誰かにご相談なさってください．すぐにです．そして，少しでも休養されることをお勧めします．上司に事情を話して当直業務を免除してもらう，入院患者さんの受け持ち人数を減らしてもらう，時短勤務にしてもらう，休職する，などなさってください．あなたはこれまでたくさんの患者さんを救ってきました．そしてこれからも，あなたに助けられる患者さんは大勢おられるはずです．その人たちのため，ご家族のため，何よりあなた自身のために，せめて今だけは休んでください．人生はマラソンであって，短距離走ではありません．その速さを競いません．息があればペースを落とし，時には立ち止まって深呼吸をする．する

と，走っていては気づくことのなかった道端の草花に目が留まるはずです．走っていた時と同じ場所にいるのに，五感から入る情報は全く異なる風景をあなたの心に映し出すはずです．その時，これまでとは異なる心持ちで，これまでよりも視線を高くして，再び歩みを始められると，私は確信しています．

最後までお読みいただき，ありがとうございました．そして今日も一日，本当にお疲れ様でした．

沿道からあなたへ声援を送っているものの一人より

"Life is a marathon, not a sprint."
— Phillip C. McGraw

（牧石徹也）

編著者プロフィール

牧石徹也（まきいし　てつや）

島根大学医学部 総合医療学講座 教授
島根大学医学部附属病院 総合診療科

1997年，滋賀医科大学医学部卒業．大阪厚生年金病院等で研修を行う．2004年，滋賀医科大学大学院にて医学博士取得．2006年より大阪厚生年金病院内科，2008年より大津赤十字病院腎臓内科，2014年11月にOlive View-UCLA Medical Center内科にてエクスターンシップ，2015年より済生会滋賀県病院腎臓内科部長，感染制御室長，臨床検査センター長．2020年より現職．American College of Physicians（ACP）にて各種委員会活動に従事し，2018年よりACP日本支部 IEPC（International Exchange Program Committee）委員長，2021年よりPWC（Physicians' Well-being Committee）委員長．FACP，FASN，ACP Well-being Champion，日本腎臓学会評議員．

栗山 明（くりやま　あきら）

京都大学大学院医学研究科 初期診療・救急医学分野
京都大学医学部附属病院 初期診療・救急科

内科，集中治療や血管内治療に従事する．米国内科学会上級会員，米国集中治療医学会上級会員．

鋪野紀好（しきの　きよし）

千葉大学大学院医学研究院 地域医療教育学 特任准教授
千葉大学医学部附属病院 総合診療科

2008年，千葉大学医学部 卒業．2010年，千葉市立青葉病院 臨床研修 修了．2011年，千葉大学医学部附属病院総合診療科で勤務．2012年，千葉大学医学部附属病院 総合診療科 医員．2013年，千葉大学医学部附属病院 総合診療科 特任助教 兼 総合医療教育研修センター．2015年，千葉大学大学院医学研究院 博士課程 修了（医学薬学府先進医療科学専攻）．2017年，千葉大学医学部附属病院 総合診療科後期研修プログラム責任者（家庭医療コース）．2019年，千葉大学医学部附属病院総合診療専門研修 副プログラム責任者．2020年，千葉大学医学部附属病院卒後臨床研修 副プログラム責任者（協力病院スタートプログラム），米マサチューセッツ総合病院 医療者教育学 修士課程 修了．2021年，文部科学省 高等教育局 医学教育課 技術参与．2022年，千葉大学大学院医学研究院 地域医療教育学 特任准教授．

医師の燃え尽き症候群（バーンアウト）

2023年4月28日　　第1版 第1刷 ©

編著者	牧石徹也	MAKIISHI, Tetsuya
	栗山　明	KURIYAMA, Akira
	鋪野紀好	SHIKINO, Kiyoshi
発行者	宇山閑文	
発行所	株式会社金芳堂	

〒606-8425 京都市左京区鹿ケ谷西寺ノ前町34番地
振替　01030-1-15605
電話　075-751-1111（代）
https://www.kinpodo-pub.co.jp/

デザイン	HON DESIGN
印刷・製本	モリモト印刷株式会社

落丁・乱丁本は直接小社へお送りください．お取替え致します．

Printed in Japan
ISBN978-4-7653-1955-3